あなたの膝痛《ひざ》はこれで治せる

諦めないで！ 必ずよくなります！

東京厚生年金病院 副院長 医学博士 伊藤晴夫
東京厚生年金病院 整形外科部長 医学博士 柏口新二
東京厚生年金病院 整形外科医長 医学博士 三嶋真爾

二見書房

はじめに

我が国が世界一の長寿国となった現在、高齢者人口は当然増え、膝の悪い人もまた多くなってきています。

一人一人が健やかで豊かな日々を過ごすためには、自分自身の体や健康に関心をもち、生活習慣を整えることが大切であるという考えは、すでに多くの人に浸透してきました。とくに、癌や心臓病、脳卒中といった命にかかわる病気への対応には敏感になっています。

それとともに、生活の質を変えてしまいかねない痛みの原因となる変形を主体とした骨や関節疾患への対応も、見逃すことはできません。なかでも、「変形性膝関節症」の痛みや不便さを抱える方々は多く、適切な医療と助言、自己管理が重要な疾患となってきました。

「変形性膝関節症」の原因は、老化によるものが中心で、膝を使いつづけるうちに関節の表面をカバーしている軟骨の変性が起こり、痛みが引き起こされます。中高齢者の膝の痛みを訴える方の大半が、この「変形性膝関節症」です。

しかし、「変形性膝関節症」に限らず、膝や脚にはさまざまな痛みが起こります。

本書では「変形性膝関節症」を中心に、さまざまな膝の痛みの症状と原因、治療法、また、自分でできる予防法などに触れています。

近年の医学の進歩により、膝痛について、どのような人に多く、どのような誘因があるのか、手術を含めた適切な処置、あるいはリハビリテーションの進め方、運動療法の行ない方など、いろいろなことが明らかになってきました。

脚や膝の痛みは、それだけで死に至るような重篤なものは稀ですが、生活のなかで不便を感じたり、社会活動が制限されてしまうといった、ＱＯＬ（生活の質、豊かさ）の低下には著しいものがあります。

重症の場合には、安全で確実な手術を受け、リハビリテーションを行ない、これまで続けてきた生活の質を落とさない道を探さなければなりません。また、手術を選択しない場合でも、運動や、生活へのひと工夫で症状の悪化や再発を防いだり、膝痛そのものの予防ができる方法もあります。

本書はパート1では、膝痛に関する素朴な疑問に「Q&A」形式でお答えし、パート2では、膝のメカニズムと「膝はなぜ痛むのか」について、わかりやすく説明しました。また、パート3では手術を含めた膝治療の最前線と、保存療法について解説しています。さらにパート4では具体的にストレッチングと筋力強化の方法について述べ、パート5で階段の上り下りの仕方、杖のつき方、肥満を解消することの大切さなど、膝に負担をかけない日常生活の知恵について触れています。

膝痛に限らず、病気や体の故障に対処するためには、まず正しい知識をもって、何が必要かを選択することが大切です。

膝や脚に痛みがあるときには、自己判断で市販の湿布薬やサポータなどに頼ってしまうのではなく、まず整形外科で診察を受け、原因をはっきりさせるようにしてください。そして、適切な処置をし、ストレッチングや筋力強化などを行ない、生活の見直しをします。

どのような治療を行なうにしても、すぐに効果が出ないからといってあきらめてしまうのではなく、気長に膝をいたわりながら、生活をすることが大切です。実際に、長い期間継続することで、症状の悪化や再発を防いだり、手術の必要がなくなるというケースもあるのです。

本書がひとりでも多くの方の役に立ち、膝の痛みを和らげる知恵と力になれば、幸いです。

なお、子供の膝痛とストレッチング・筋力強化運動については当院の整形外科部長・柏口新二氏に、運動による膝の故障については整形外科医長・三嶋真爾氏に、それぞれ原稿執筆を担当していただきました。

２００８年春

東京厚生年金病院副院長　**伊藤晴夫**

目次

はじめに …… 3

PART1 膝痛治療への?にズバリ解答!

Q 膝が痛いとき、温めるほうがいい? 冷やすほうがいい? …… 18
A 慢性期には温め、炎症や腫れが見られる急性期には冷やす

Q 手術が必要なのは、どんなとき? …… 20
A 保存療法を6カ月続け、改善が見られないときに手術を考える

Q 膝の水を抜くと「くせ」になる? …… 22
A 炎症などの根本的原因が解消しないと、繰り返す

Q 肥満は膝痛のもとになる? …… 24
A 膝に負担をかけないために肥満は解消したほうがよい

Q 膝が痛むとき、杖は使ったほうがいい? …… 26
A 正しく杖を使うことで、膝への負担は減り、転倒の危険性も減少

Q 家庭で使える治療器具などはある? …… 28
A 温熱効果のあるものやマッサージ器などがある

目次

Q 正座が膝に悪いって、ほんと？……30
A 悪化させないためにも、予防のためにも、正座は避けたほうがよい
Q 入浴時のマッサージは効果的？……32
A 血行をよくし、痛みを和らげてくれる
Q 成長期の子供に起こる膝痛には、どんなものがある？……34
A 「成長痛」や単なる下肢痛と油断しないこと
Q 膝に痛みを感じるが、どの程度になったら、病院に行く必要がある？ 行くのは何科？……36
A 整形外科を受診！ 具体的に医師に話すこと
Q 脚のストレッチングの方法は？……38
A 筋肉に軽い緊張を感じながら毎日続ける
Q 変形性膝関節症といわれたが、これは遺伝する？……40
A 遺伝的要因はあるが、ライフスタイル、環境も大切
Q 手術を受けるときの費用は？ 障害者手帳はもらえる？……42
A 人工膝関節にする手術で個人負担は約90万円
Q スポーツで傷めてしまった膝、原因と治療法は？……44
A まずはスポーツを休んで時間をかけて治す

PART2　膝の痛みの原因は、ここにあった

膝の内部は、いったいどうなっている？……48
意外にデリケートな作りの膝関節
膝関節のなかは、こうなっている
膝を動かす筋肉のなかでも重要な大腿四頭筋とハムストリングス

日本人に多いO脚も膝痛の原因になっている……53
O脚の人は加齢にともなって変形性膝関節症を起こしやすい

《代表的な膝痛の種類と症状》
50歳以上の5人にひとりが悩んでいる「変形性膝関節症」とは？……55
変形性膝関節症の主な症状
変形性膝関節症で、なぜ痛みが起こるのか
「膝に水がたまる」原因は膝関節の炎症
最大の原因は加齢
変形性膝関節症を起こしやすい人

安静にしていても痛み、全身症状も強い「関節リウマチ」……62
手足のこわばりが関節に移行し、熱をもったり腫れたりする

目次

生活習慣病の痛風・変形性膝関節症と合併しやすい「偽痛風」……64
関節内に結晶がたまり、強い痛みがある
痛風は尿酸値が高くなるが、偽痛風の尿酸値は正常範囲内
「離断性骨軟骨炎」からくる膝の激痛……66
悪化すると、ネズミのように動きまわる軟骨の小片が障害を引き起こす
細菌が炎症を起こし、軟骨や骨を破壊する「化膿性関節炎」……68
関節が腫れて、激しく痛む
スポーツによって起こる膝の痛み……69
スポーツから起こる膝の痛みは中高年にも増えている
スポーツによる膝痛の原因は大きくふたつに分けられる
スポーツによる半月板損傷……70
外からの衝撃でダメージを受けた半月板損傷による痛み
半月板損傷で見られる「膝くずれ」と「ロッキング」
走りすぎやジャンプで起こる「ジャンパー膝」「ランナー膝」……72
ジャンパー膝（膝蓋腱炎）
膝の使いすぎの代表　ランナー膝（腸脛靭帯炎）

サッカー少年にも多い「オスグッド・シュラッター病」……74
成長期に現われる代表的な障害　オスグッド・シュラッター病
引っぱられた軟骨にストレスがかかり、剥がれたり、炎症を起こしたりする

PART3　膝痛治療の最前線

《変形性膝関節症の手術》

手術を必要とする膝の故障と治療法……78
いつ、どんなとき、どんな人に手術が有効？
変形性膝関節症の手術的治療
関節内を観察しながら行なう「関節内郭清術」……81
体への負担が少なく、日常生活への復帰も早い
手術の方法
手術後も膝の筋肉を鍛えることを忘れずに
〈症例1　関節鏡視下手術で痛みを克服したAさん〉
体重のかかり方を変更する「高位脛骨骨切り術」……84
O脚を矯正し、膝にかかる負担のバランスを整える
比較的若い人には人工関節置換術より高位脛骨骨切り術を行なう

目次

手術の方法
手術後は積極的にリハビリテーションを行なう
〈症例2　高位脛骨骨切り術で快適な日常生活を取り戻したBさん〉
重症の膝の痛みには「人工関節置換術」 …… 89
膝関節を人工の関節に取り換える
人工関節置換術に向く人と向かない人
手術の進め方
手術後のリハビリテーション
膝に負担がかかることや激しいスポーツは避けて
〈症例3　人工関節置換術で痛みなく歩けるようになったCさん〉
膝関節の変形がひどいときには「関節固定術」 …… 94
固定することで痛みは和らぐが生活面での不自由さが残る
《手術を必要とする膝の痛み》
薬物療法で効果がないときに手術を考える「関節リウマチ」 …… 96
関節リウマチでは滑膜切除術・人工関節置換術を検討
滑膜切除術
人工関節置換術

保存療法で効果がないときに手術を考えるその他の病気……98
離断性骨軟骨炎
化膿性関節炎
半月板損傷
手術とリハビリテーション……100
《手術をしないで治療する》
変形性膝関節症の保存療法……104
医療機関で行なわれる保存療法は薬で痛みや炎症を抑える
変形性膝関節症の薬物療法……106
痛みや炎症を抑える薬には内服薬、外用薬、座薬がある
関節の機能を改善するヒアルロン酸やステロイドの関節内注入
副作用が出たときには、すぐ医師に相談を
ほかの薬と併用するときも医師に相談したうえで
スポーツで傷めた膝の保存療法……110
ジャンパー膝の人はアップダウンのある道を走らないこと
ランナー膝（腸脛靭帯炎）はシューズと走行路に注意
オスグッド・シュラッター病では練習量を上手にコントロールすること

PART4　自分でできる、さまざまな療法
運動が筋肉を強くし、膝を安定させる……114
運動不足が招く悪循環
運動療法の効果
運動をしてはいけない場合は
膝の状態に合わせて無理をせず、続けることが大切
筋力をつける運動のポイント……118
加齢にともなって衰えやすい大腿四頭筋を中心に運動する
鍛える筋肉を意識し、ゆっくりと正確に動かす
ストレッチング……120
大腿、ふくらはぎ、アキレス腱の緊張をほぐす
伸ばそうとしている筋肉に軽い緊張を感じたら、そのままキープ
【太ももの後ろ側「ハムストリングス」を伸ばす】
【膝の下から「アキレス腱」を伸ばす】
【太ももの前側「大腿四頭筋」を伸ばす】
【太ももの内側「内転筋」を伸ばす】
【ふくらはぎ「下腿三頭筋」を伸ばす】

【すねの「前脛骨筋」を伸ばす】

膝を支える筋肉を鍛える運動……124

簡単な動きでも負荷をかけることで筋肉は鍛えられる
左右別々に行なう運動では必ず両方を均等に動かす
【太ももの前側「大腿四頭筋」を鍛える】
【太ももの前側「大腿四頭筋」を鍛える】
【太ももの内側「内転筋」を鍛える】
【太ももの後ろ側「ハムストリングス」を鍛える】
【ふくらはぎ「下腿三頭筋」を鍛える】
【すねの「前脛骨筋」を鍛える】
【お尻の横「中殿筋」を鍛える】
【お尻の後ろ「大殿筋」を鍛える】

膝痛を軽減する歩行療法……130

歩かないでいると、筋力が低下し、膝にかかる圧力は大きくなる
正しい姿勢で膝に負担のかからない歩き方を
痛みがあるときや痛みが出はじめたら、すぐに中止して、安静にする

膝への負担が少ない水中ウォーキング……132
水中の浮力を利用して、負荷を感じながら歩いてみる
どんな方法で歩けば効果的か？

PART5　膝に負担をかけない日常生活の知恵

正座は膝痛を起こす思わぬ落とし穴……136
日本では礼儀正しいとされる正座　膝にとっては大きな負担
正しい姿勢で日常生活を送る

膝に負担をかけない階段の上り下り……138
階段の上り下りは痛む脚を曲げないようにする
【階段の上り下りの仕方】

杖の選び方とつき方……140
杖は膝への負担を減らすだけでなく、バランスをとるためにも有効
【杖の選び方・杖を用いた歩行】

上手な靴の選び方と足底装具……142
自分の足に合ったヒールの高すぎない靴を選ぶ
足底装具を使って痛みを和らげ、バランスを取り戻す

サポーターを上手に使って、膝を保温する……144
サポーターは膝を保温し、安定性を高めてくれる
ガクガクしたり、力の入らない膝には、固定性を補助するサポーターを
肥満を解消し、膝の負担を軽減する……146
自分の標準体重と肥満度を知り、ベストな状態に近づける
肥満を防ぐ食事のとり方……148
食事の内容ととり方をチェック　ゆっくりダイエットに挑戦
関節に必要な栄養素と食品……150
不足しがちなカルシウムを積極的にとる
ビタミンDに魚類と日光浴
サプリメントの上手な使い方……152
今、注目のサプリメント　どんな栄養素が使われている?
サプリメントでは「足りない」を補うことはむずかしい

本文イラスト／森田 佳子
本文デザイン／スタジオクッカバラ

PART 1

膝痛治療への？にズバリ解答！

Q 膝が痛いとき、温めるほうがいい？ 冷やすほうがいい？

A 慢性期には温め、炎症や腫れが見られる急性期には冷やす

「寒くなると、膝が痛む」「クーラーにあたりすぎて、膝が痛む」といった声をよく聞くことがあります。

冷やしてしまうと、なぜ、膝は痛むのでしょうか？

それは、皮膚や皮下組織の血管を収縮させ、血液の循環を悪くさせるからです。

人の体の表面温度を計ってみると、一般に「膝のお皿」といわれる膝蓋骨は、その周辺と比べて、2〜3度低くなっています。温度が低いということはその分、血行が悪くなっているので、新陳代謝も鈍くなるということにつながります。

とくに、変形性膝関節症などの疾患が慢性期に入ってしまったとき、膝を冷やすということは関節の血行を悪くし、硬さを強めることとなってしまいます。

ですから、慢性期には膝を温め、血液循環をよくし、筋肉などの組織の緊張を和らげるということが大切になってきます。

膝の悪い人は、膝が直接外気に触れないような服装をする、サポーターを利用する、ぬるめのお湯で膝を温めるなどの工夫をしてみましょう。

ただし、打撲や捻挫、激しいスポーツなどのあとの炎症や腫れが見られるときには、温めると、痛みが強くなります。このような急性期の炎症や痛みを抑制するためには、局所

を冷やすことによって、炎症や腫れを抑えて、痛みを軽減することができます。

冷やすことによって、皮膚や皮下組織の血管を収縮させ、炎症を鎮め、麻酔効果も得られます。

急性は冷やし、慢性は温めて

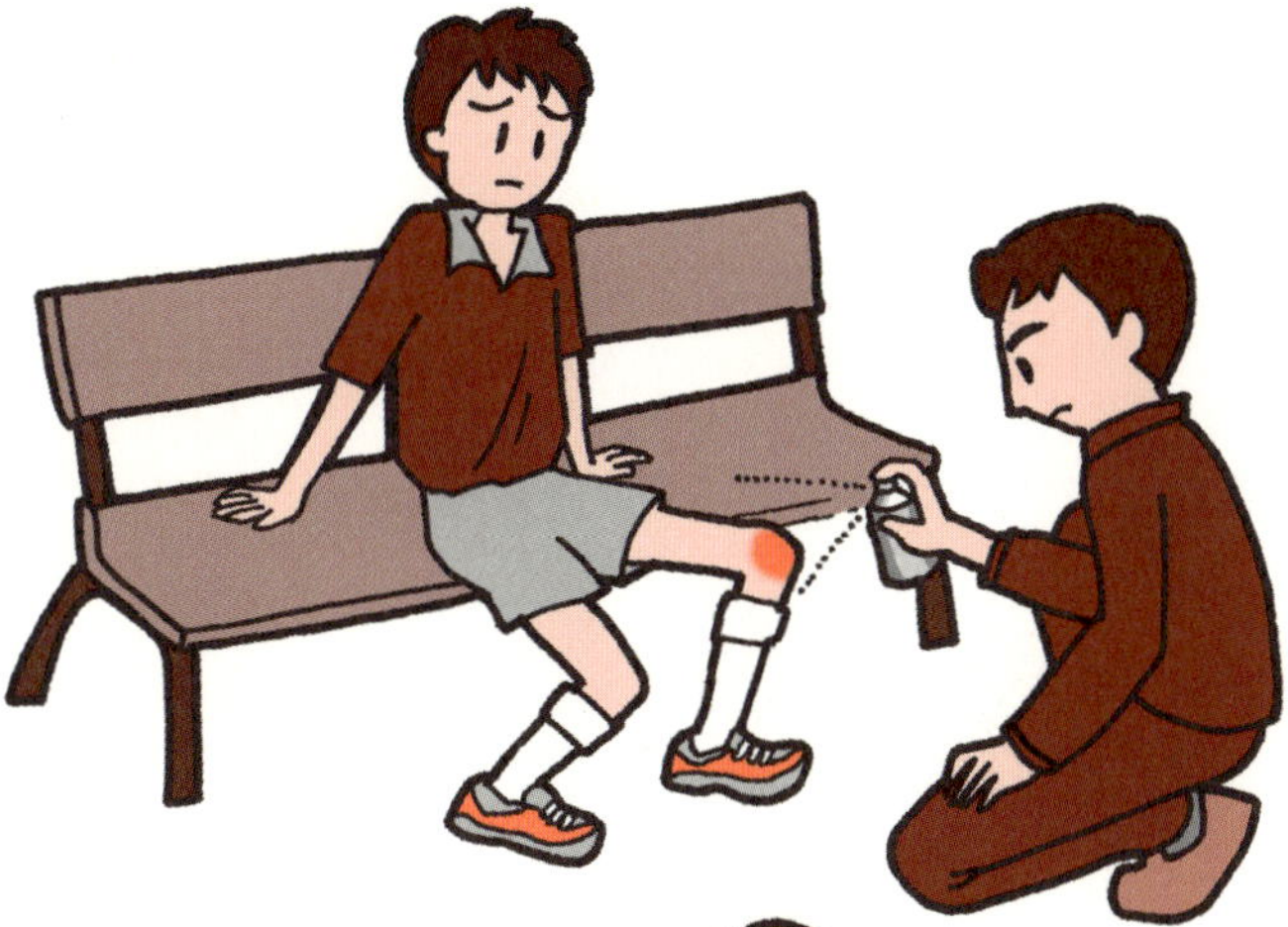

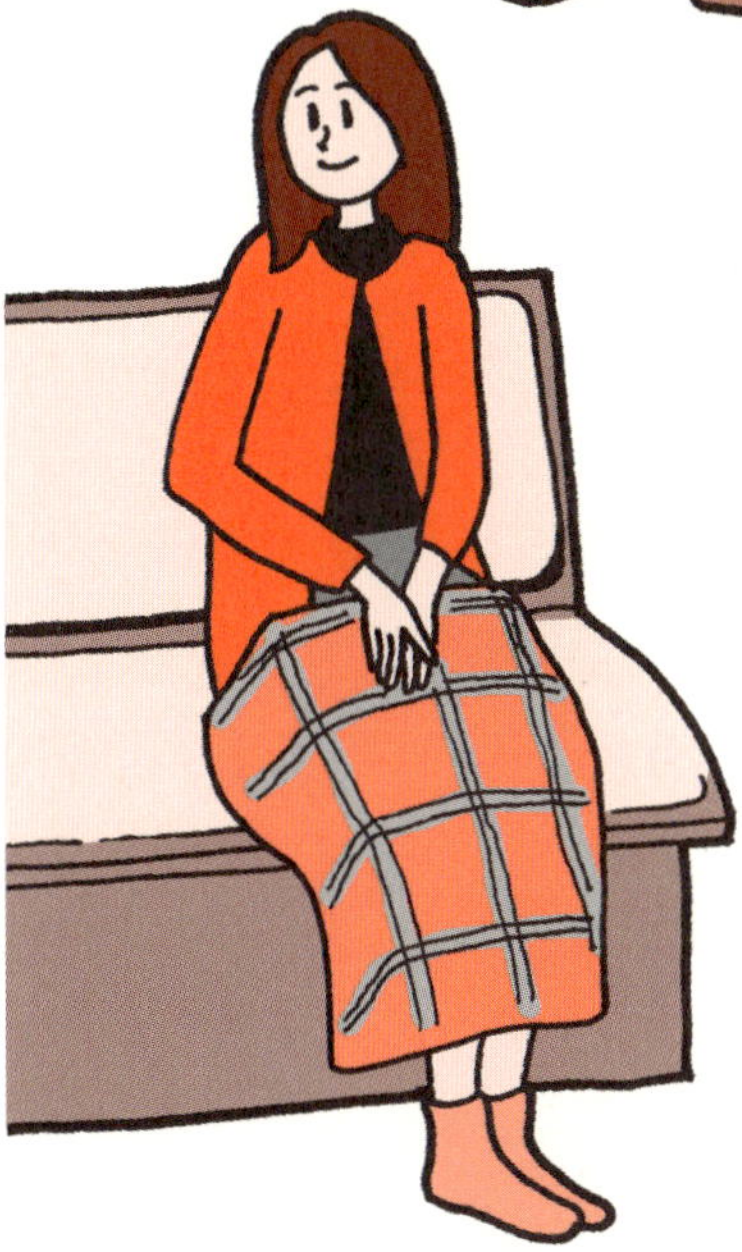

Q 手術が必要なのは、どんなとき？

A 保存療法を6カ月続け、改善が見られないときに手術を考える

膝の痛みと一言でいっても、その原因や痛みの程度はさまざまです。スポーツによる怪我や、膝への負担が大きい急な動き、またおなじ動作の繰り返しによって腱や靭帯や半月板を痛めることもありますし、加齢により軟骨などの弾力が低下して、その結果、起こる痛みもあります。

膝が痛む原因で最も多くの人に見られるのは、変形性膝関節症ですので、まず、このケースから手術が必要な時期と症状をお話ししましょう。

変形性膝関節症の原因はさまざまですが、加齢にともなうものが一般的で、その進行速度は人によってかなり異なります。体重や体重のかかり方、職業、生活習慣、関節の安定性、筋力や骨の強さなど、一人一人違いますから、症状も進行状態も千差万別なのです。

そこで、生活や仕事に大きな障害とならなければ、「正座ができない」とか「足の格好が悪い」といった理由だけでは手術をお勧めすることはありません。

変形性膝関節症では、まず膝関節の炎症を抑え、痛みなどの症状を改善するために内服薬、外用薬、膝関節への注射などの保存療法が用いられます。

このとき、これらの治療とともに膝への負担を減らす運動療法や減量なども同時に行ないます。

保存療法を6カ月間程度、続けてみて、それでも膝の痛みが充分には治まらず、生活や仕事に大きな障害となるような場合、手術を検討することになります。

主な手術方法には「関節鏡視下手術」「骨切り術」「人工関節置換術」「関節固定術」などがあります。

これらの手術のうち、どれを選択するかは症状や年齢、期待できる効果などに違いがありますから、専門医とよく相談をして決めることになります。

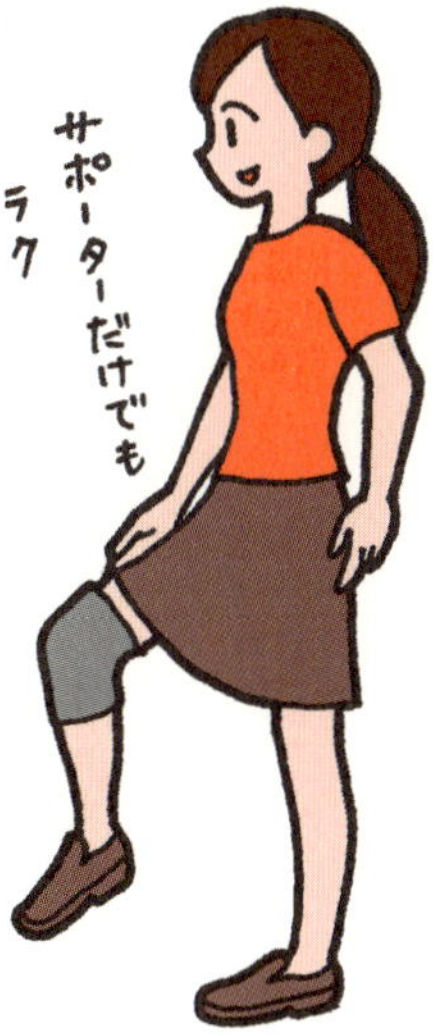

一方、スポーツによる損傷を受けた場合ですが、膝に急激な負担がかかることによって、靭帯、半月板などの膝関節を構成する組織を傷めてしまうことは少なくありません。

スポーツによって膝を傷めた場合も、保存療法を続けたほうがよいケースと手術をしたほうがよいケースがあります。

靭帯に関しては痛みはなく、中高年で、激しいスポーツをするという機会が少ない人はサポーターやテーピングをして膝を保護し、負担をかけない保存療法を行ないます。

しかし、若いスポーツ選手や今後もスポーツを続けたい人で、膝の不安定感が続く場合には靭帯を再建する手術が必要になってきます。

また、半月板損傷は保存療法で完治することは稀ですので、関節鏡を使った手術を行ないます。

Q 膝の水を抜くと「くせ」になる？

A 炎症などの根本的原因が解消しないと、繰り返す

一般に「膝に水がたまる」と表現しますが、これを「関節水腫」といい、原因のなかでもいちばん多いのが「変形性膝関節症」です。ほかにも、リウマチなどの関節炎や病原菌の感染による関節炎、痛風などの代謝性関節炎によっても、水がたまることがあります。

この水とは、いったい何なのでしょうか？

関節の表面は軟骨に覆われ、外側には関節を包む関節包という袋があります。この関節包のなかに入っている関節液は関節内の滑膜という組織で作られ、軟骨の栄養と潤滑油の役割をしてくれるのですが、老化とともに軟骨がすり減ってきて変性したりすると、滑膜が炎症を起こしてしまいます。滑膜が炎症を起こすと、関節液が必要以上に分泌され、関節液がどんどんたまる、いわゆる「水がたまる」という症状が起こるのです。

膝に水がたまり、炎症が起きて痛みが強いときには、水を抜いたほうが楽になります。「一度、水を抜くとくせになる」とか「水がたまりやすくなる」と理解する方も多いのですが、関節液を抜くからたまりやすくなるのではなく、炎症などの、根本的な原因が取り除かれないかぎり、関節液を抜いても、1週間くらいで、またたまってしまうのです。

膝にたまった関節液をそのままにしておくと、痛みが増したり、膝が曲げにくいなどの症状が続きます。ですから、必要なときに、

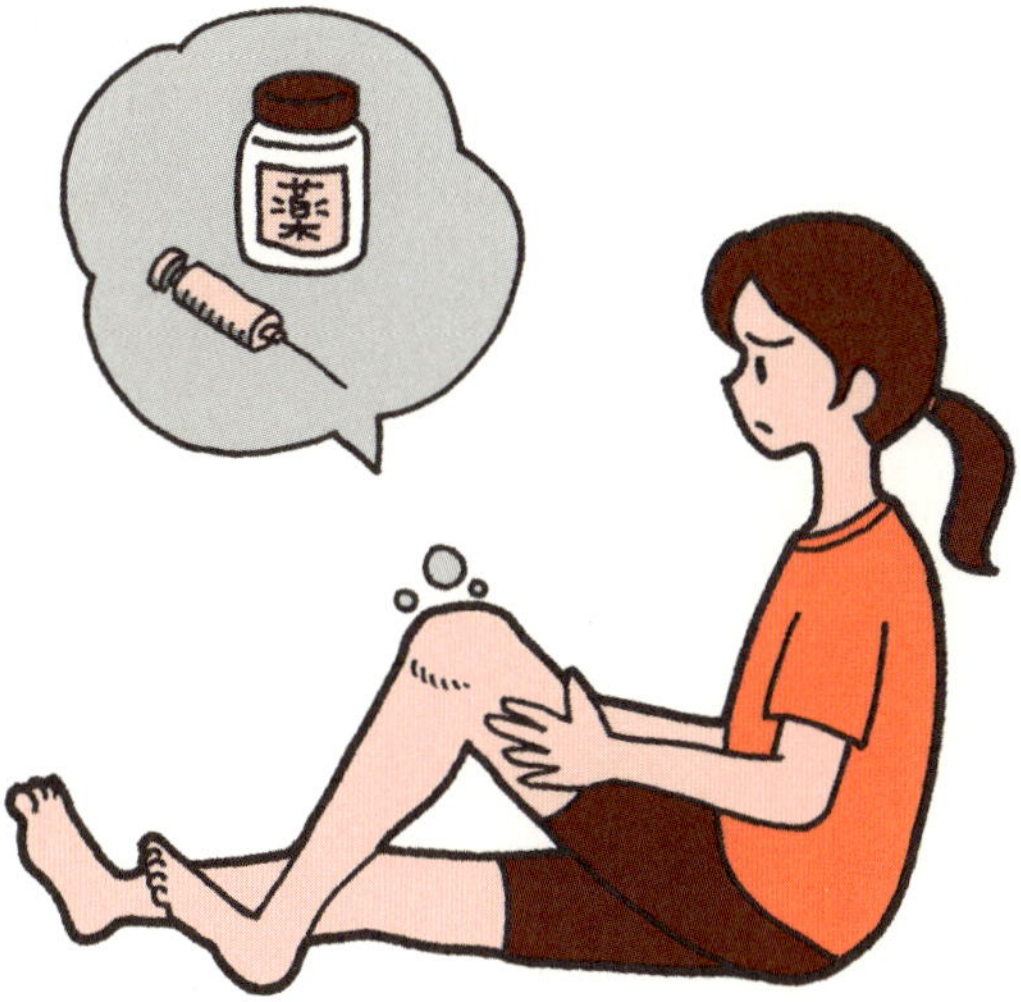

水を抜くのはやむをえませんが、医療機関での適切な保存療法や運動療法、生活面での工夫なども視野に入れて適切な治療を受けることが大切です。

治療として、水を抜くと同時に関節内に薬剤を注入することも行なわれます。

関節の炎症と痛みを抑えるために、以前、用いられていたのは副腎皮質ホルモン（ステロイド）です。

ステロイド剤は強い鎮痛消炎効果をもっていますから、一時的に痛みが消え、歩けなかった人が自由に歩きまわれるほど回復することがありますが、長期にわたって続けると、関節軟骨や骨に悪影響を及ぼしたり、感染の原因を作ることもあります。

最近では主にヒアルロン酸製剤の注射が用いられています。

これは正常な関節軟骨の成分のひとつで関節表面の軟骨を保護し、軟骨の損傷を食い止める働きがありますから、結果として、痛みを軽くする効果があります。

いずれにしろ、関節内への処置は感染につながる危険性をもっていますから、局所への消毒だけでなく、その後の感染予防に配慮する必要があります。

特に糖尿病を合併している人は注意が必要です。

Q 肥満は膝痛のもとになる？

A 膝に負担をかけないために肥満は解消したほうがよい

膝は上半身の重みを支えながら運動が行なわれる関節ですから、上半身に余分な力が加われば、それだけ膝への負担は増すことになります。

人間の体は歳を増すごとに新陳代謝が低下し、肥りやすくなってきます。そして、ちょうどおなじころに関節軟骨の変性摩耗も始まってくるのです。

「メタボリックシンドローム（内臓脂肪型肥満）」という言葉が定着して、とくに内臓脂肪型肥満は、生活習慣病の元凶のようにいわれるようになりましたが、医学的にまったく新しいことをいっているわけではありません。

肥満は万病の元で、生活習慣病と密接に関係しているのです。

日本人の食生活は豊かになる一方で、クルマ社会の浸透などによって歩くことさえ減ってきました。食生活の変化に運動不足が加わり、私たちの周囲を見まわしても、かなり危険な人が増えてきています。

おなじ肥満でも皮下脂肪型肥満に比べて、メタボリックシンドローム、つまり内臓脂肪型肥満のほうがより危険な状態にあります。

肥満と一言でいっても「ましな肥満」と「ヤバイ肥満」があるということなのです。

見た目におなかや二の腕がぶよぶよとしている肥満はその体型を果物になぞらえて「洋ナシ型肥満」と呼びます。こちらは、ご本人はヴィジュアル的に気になると思いますが、医学的にいえば、ましな肥満なのです。

問題は皮下脂肪はそれほどでもないのに、内臓にたっぷり脂肪をためこんでしまった「内臓型肥満」のほうです。パンパンに詰まった感じの肥り方で「リンゴ型肥満」とも呼ばれます。人によっては、肥って見えない人もいます。むしろ痩せているのに、おなかだけがぽっこりと出ているという人もいます。これがいわゆる「隠れ肥満」で特に注意しなければならないケースです。

膝への痛みが出やすいのも、この「リンゴ型肥満」のほうだといわれています。

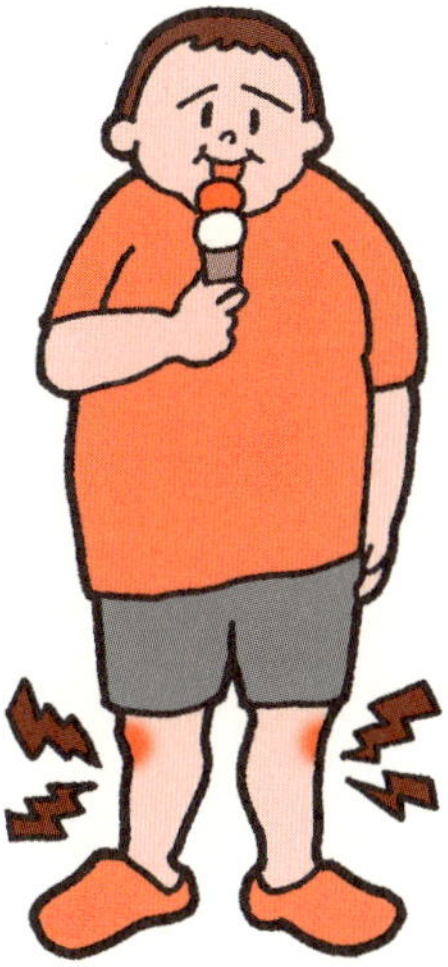

実際に体重を10キログラム落としたら、膝の痛みが半減したというケースはよくあります。しかし、痩せたからといって、膝の悩みが解決するということでもありません。

たしかに、75キログラムの男性が10キログラム減量すれば、膝への負担は少なくなります。しかし、54キログラムの女性が2キログラム減量しても、膝の状態がよくなるかどうかは、人によって違うでしょう。

特に気をつけなければならないのは、減量を目指すあまり、食事をおろそかにし、栄養の偏りが出てきてしまうと、元も子もありません。膝を衝撃から守るクッションの役割をする軟骨も栄養を得ているからです。肥満予防のためにも、膝を衝撃から守るためにも栄養のバランスのとれた食事をとることが大切です。

年齢が高くなると、エネルギー消費量が低下し、肥りやすくなります。日ごろからウォーキングなどの軽い運動を心がけ、ゆっくり時間をかけて減量するようにしましょう。

Q 膝が痛むとき、杖は使ったほうがいい？

A 正しく杖を使うことで、膝への負担は減り、転倒の危険性も減少

膝がかなり痛む患者さんでも、「杖を使うほど悪くありません」「杖は年寄りみたいだから」と、杖を使うことをいやがる人が少なくありません。

しかし、足は常に体を支えるというたいへんな役割を担っている個所ですから、まさに「転ばぬ先の杖」で、正しく杖を使うことで、膝への負担を減らし、膝痛の悪化を防ぐことができます。

特に膝に痛みがあると、足が自分が思うほどに上がっていないことがあるため、転倒事故を起こす危険性も増えてきます。加齢により、骨ももろくなっていますから、大腿骨を骨折して寝たきりになってしまうというケースも少なくありません。

ほんの一瞬のことで、生活の質が急激に悪くなることを予想すれば、杖の使用を、もっと前向きに考えてみてもいいでしょう。

杖は量販店などで手に入る「T字杖」でかまいません。

長さは自分の身長に合わせ、杖をつま先の斜め前方について、肘が30～40度くらい曲がっている状態で、腕にいちばん力が入りやすいということを目安にします。長さが合っていないと、歩き方がぎごちなくなってしまったり、かえって転んでしまったりするので、重要なポイントです。

最近では長さを調整できるものや、携帯用

に折りたたみのできるものもありますので、用途に応じて選ぶとよいでしょう。

杖のほかに歩行を補助する器具のひとつにシルバーカー（手押し車）があります。**物を入れて運んだり、座ったりもできる、手押し車**なのですが、膝だけではなく、変形性脊椎症や脊柱管狭窄症などで背中が丸くなってしまった人にも適した器具です。

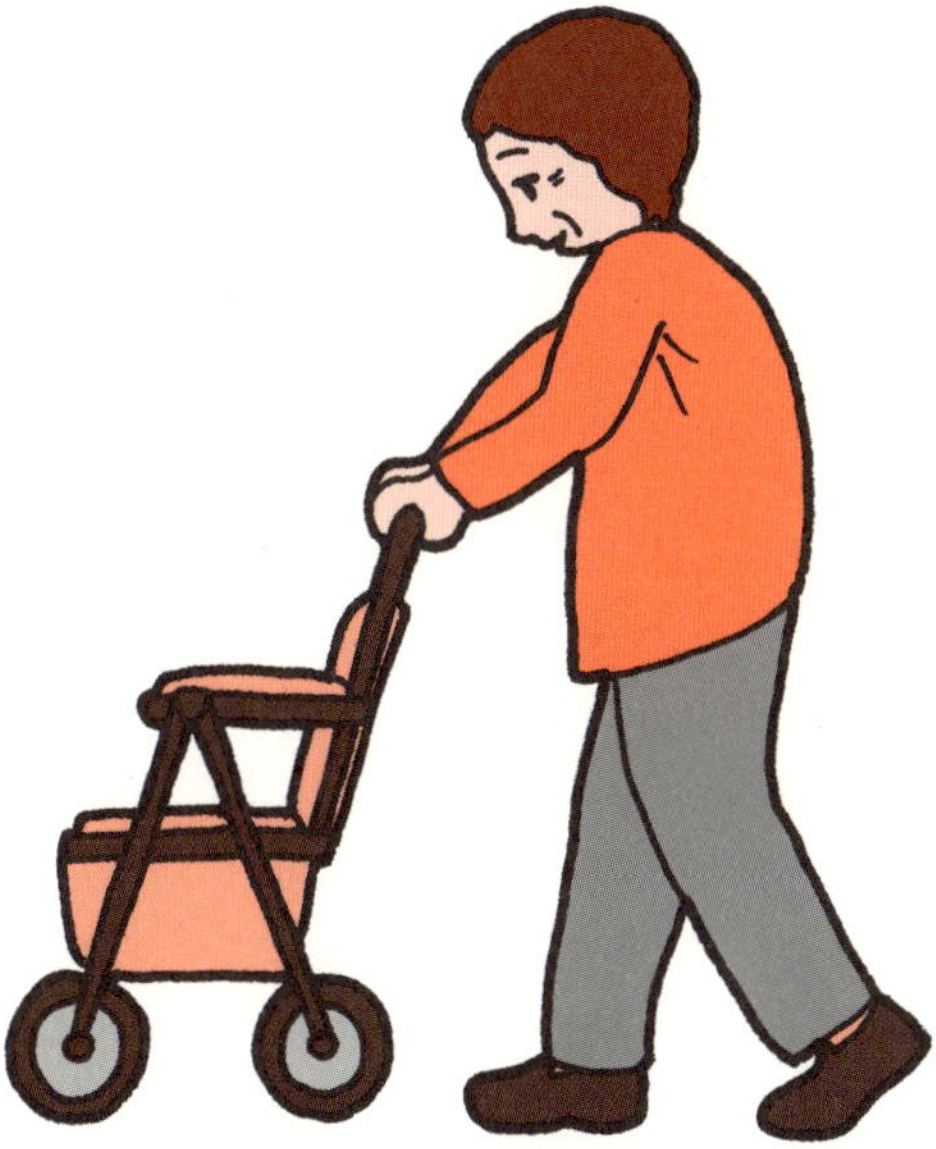

手押し車は両手で押して使いますから、杖よりもさらにバランスが取りやすいという利点があります。

杖を選ぶか、手押し車を選ぶかは、病気のレベルによりますので、かかりつけの医師あるいは理学療法士のアドバイスを受けて、正しい使い方とともに使い分けるという工夫もしてみましょう。

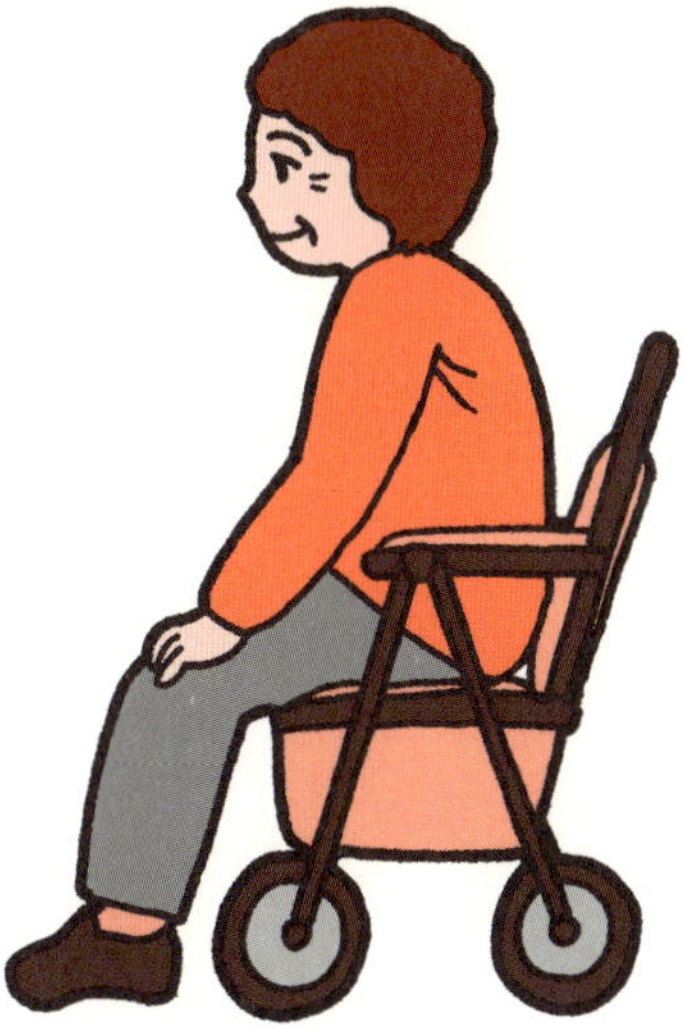

Q 家庭で使える治療器具などはある？

A 温熱効果のあるものやマッサージ器などがある

最近、家庭で使える治療用器具は増え、価格も求めやすく、操作が簡単なものがたくさん出まわるようになってきました。

症状が重くなった患者さんには劇的な効果は期待できませんが、軽度から中程度の変形性膝関節症の人には効果的なものがあります。いくつか、ご紹介しておきましょう。

「低周波治療器」は低電圧の電流を低振動数で体に流す装置です。刺激したい筋肉に粘着パッドを当てて通電すると、筋肉は収縮し、筋肉の血行が増進されます。鎮痛効果も期待できますので、家庭で使うにはよいのですが、心臓ペースメーカーを使っている人は使用しないよう、注意してください。

「赤外線照射装置」は皮膚や筋肉の血行をよくする温熱療法の装置として使います。

自分でちょうど心地よいと思う温度に設定し、1日に1～3回くらいをめどに行なうのがよいでしょう。この赤外線照射装置は膝だけではなく、全身のどこにでも使うことができます。

「電動マッサージ器」は振動によって、患部をマッサージする装置です。充電式でコードがないものや、振動ヘッドが暖かくなるものもあります。

また、浴槽内で泡を発生させ、ジャグジーのように使えるものもマッサージ効果を期待することができます。

これらのように、治療目的の商品も多いのですが、高価なものでなくても、「ドライヤーで膝を温めて楽になった」という患者さんもいらっしゃいます。保温用サポーターなども手軽に使用できますから、ご自分の状態に合わせて、選ばれるのがよいでしょう。

そして、これらの電気器具は温熱効果を利用し、血液循環の改善、炎症産物や老廃物の吸収を促進させる働きによって、痛みを緩和させることがあるものの、膝関節の問題自体を解決するものではないことも知っておいてください。

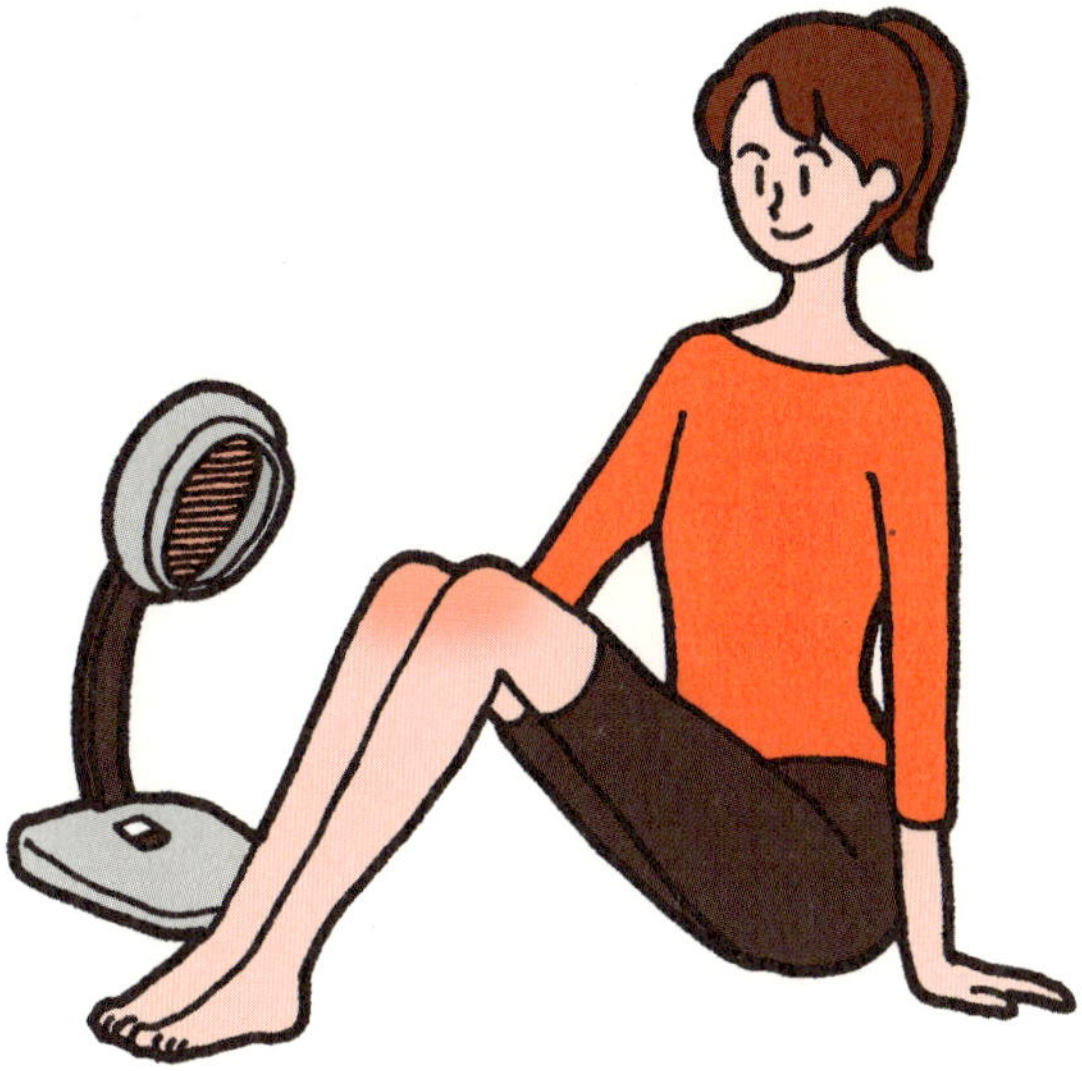

赤外線治療器を利用する

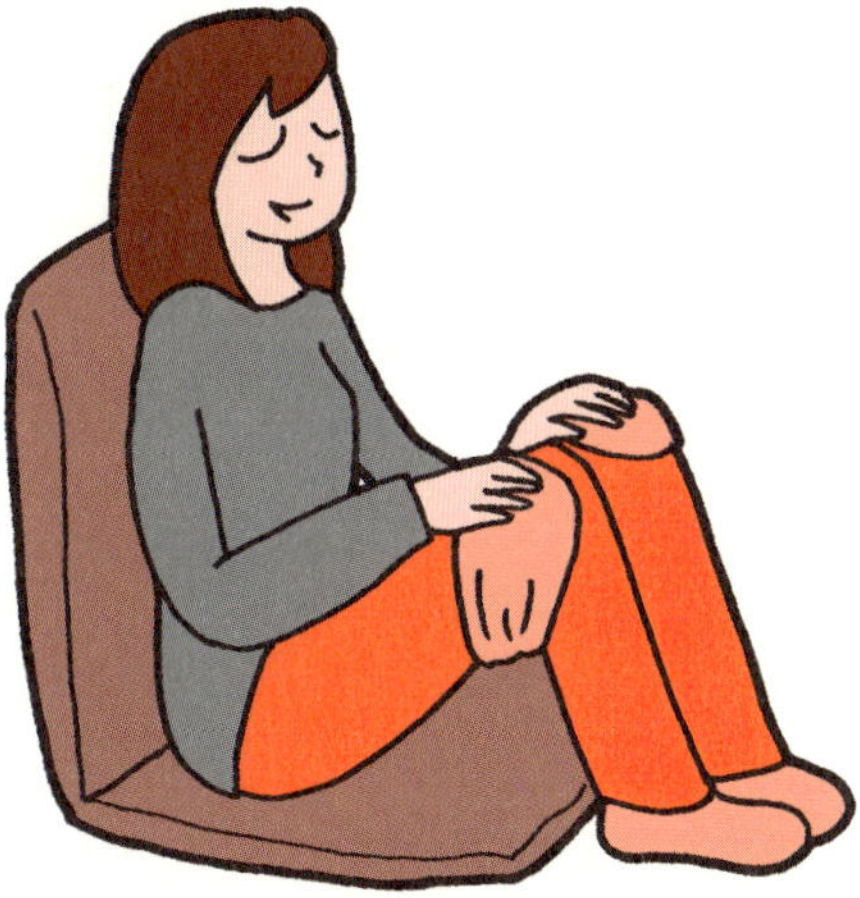

ホットパックを利用する

Q 正座が膝に悪いって、ほんと？

A 悪化させないためにも、予防のためにも、正座は避けたほうがよい

日本人なら誰でもできる正座ですが、実は膝にはよくありません。

膝は最もよく使い、体重がかかる部分です。膝に痛みがあって、それ以上悪化させたくないときや、痛みを軽減したいときには、膝に必要以上の負担をかけないように気をつけなければなりません。

伝統的な日本の生活様式のなかには、膝に負担をかける動作があります。その代表的なものが正座です。正座は畳の上では礼儀作法にかなった姿勢で、かつて正座は当たり前の動作でした。

現在でもお年寄りのなかには、正座をしないと落ち着かないという人がたくさんいます。また、冠婚葬祭、茶道や華道などの場面では正座をしなければならないこともあります。

しかし、膝痛にとって正座は望ましい姿勢ではないのです。

正座はこれ以上できないほど、膝を屈曲させ、しかもそこに体重をかけている姿勢です。このとき、半月板はいわば脱臼しているような位置になっているのです。

膝関節に病気や痛みがない場合は、さほど問題ないかもしれませんが、少しでも痛みや違和感があるときには、できるだけ椅子を使うようにして、正座をする生活は避けましょう。正座用の小さな台も市販されていますから、そのような道具を使うことも有効です。

それでも、正座をしなければならないようなときには、失礼をわびて膝を崩したり、太ももとふくらはぎのあいだに座布団をはさむなどの工夫をして、膝が曲がる角度を小さくします。

　おなじ理由でトイレも和式では、膝を強く屈曲させてしゃがみこまなければならないので、膝に無理がかかってしまいますから、洋式に換えるほうがよいといえます。最近では、ほとんどの家庭で洋式トイレが使われていると思いますが、和式トイレにもかぶせるだけで洋式になる簡易式の便座がありますから、利用するとよいでしょう。

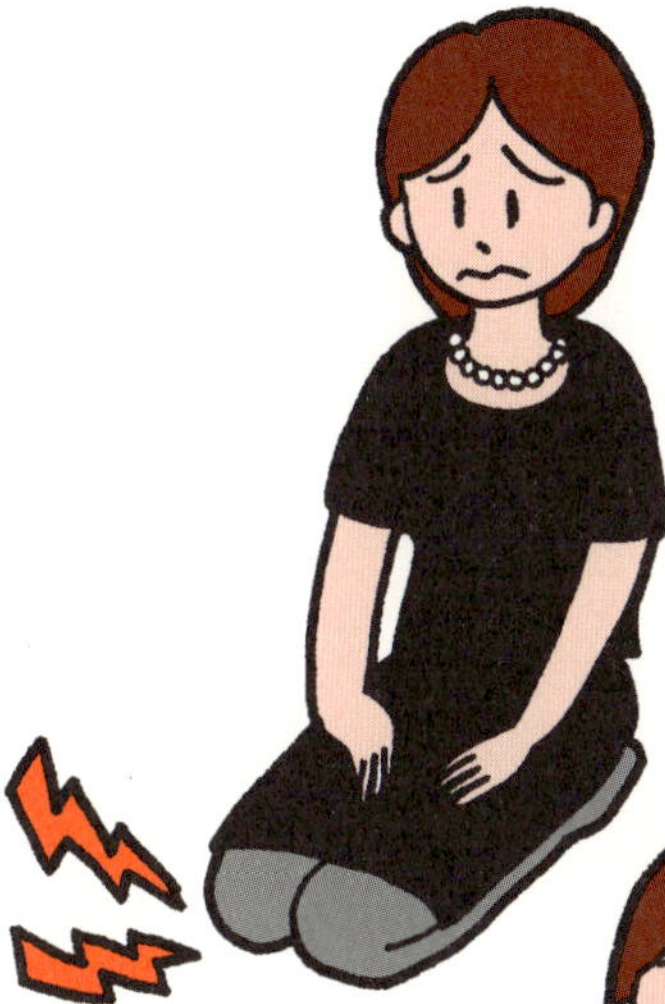

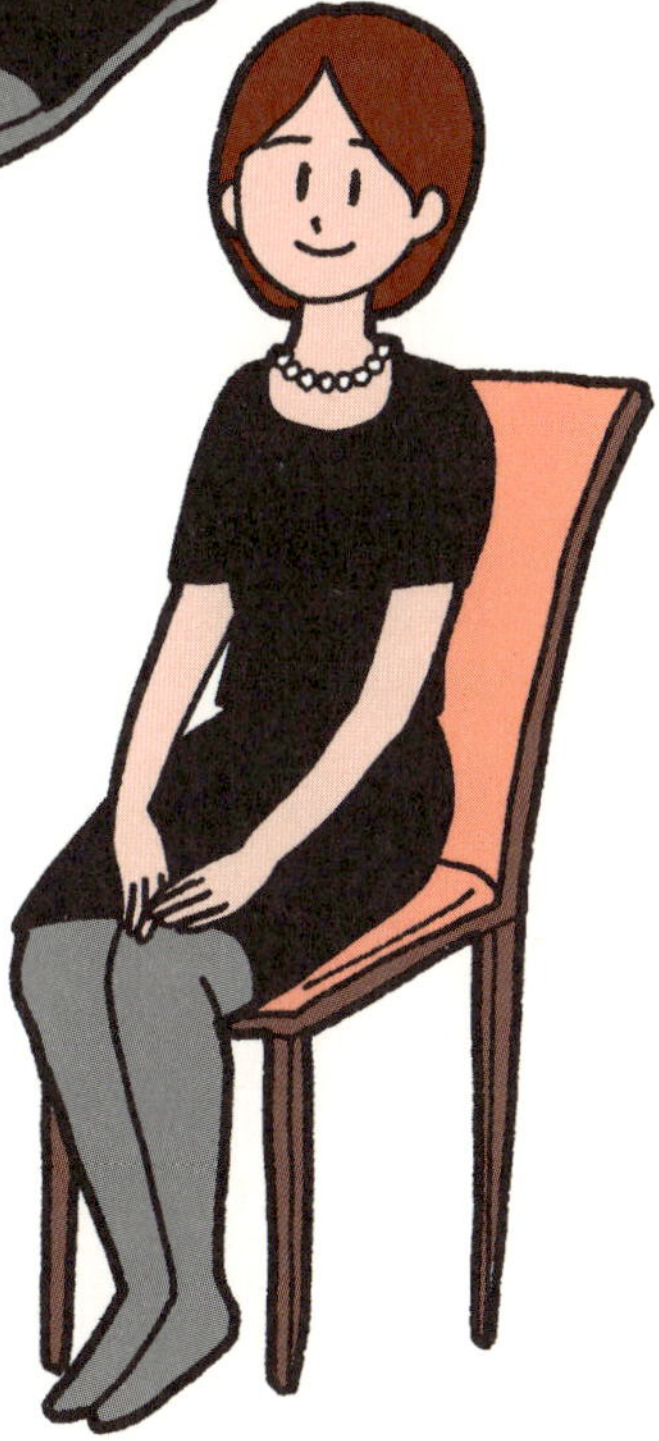

Q 入浴時のマッサージは効果的？

A 血行をよくし、痛みを和らげてくれる

入浴時に膝を温めることは、膝周囲の血行をよくし、痛みを和らげるためには役立ちます。

何らかの障害で膝に痛みがあると、血管が急速に収縮し、血液が流れにくくなってしまいます。そうなると当然、栄養も酸素も行き渡りにくくなり、さらに老廃物も除去できない状態になってしまうという悪循環を繰り返すことになります。

そこで、温めることによって、血管を広げ、膝のなかの血液の流れをよくし、悪循環を阻止するのです。

もっとも、ただ熱いお湯に浸かっていればいいということではありません。普通お風呂のお湯の温度は40度くらいですが、膝の痛みを解消するために入浴するならば、それよりも2、3度ぬるめのほうがいいようです。熱すぎるお湯は、かえって筋肉を緊張させてしまいますから、少しぬるめのお湯で筋肉や血管を緩和させてあげることが大切です。

「ぬるめのお湯にゆっくり浸かる」これがコツなのです。

そして、固まった膝の内側や後ろを軽くもみほぐすようにマッサージをします。マッサージの効果は運動と同様、筋肉の血液の流れをよくして、たまった炭酸ガスや乳酸を排出し、新しい酸素を供給してくれます。

膝に痛みがあると、日常生活のなかで、そ

の周辺の筋肉は反射的にこわばってしまっていますから、痛くない程度にほぐしてあげましょう。

いま、日本では８００種類以上の入浴剤が売られています。色や香もバラエティに富み、バスタイムを楽しむためには、頼もしいアイテムになっています。

その効果も、商品によってさまざまですから、膝痛の場合は、なるべく温浴効果のあるものを選びます。

入浴中のマッサージ法

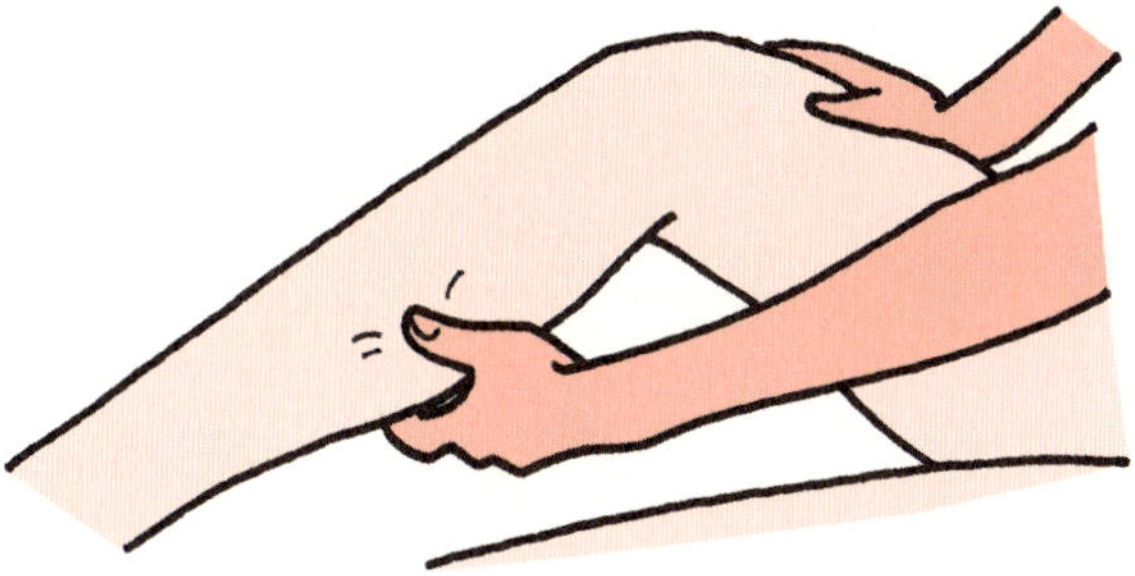

ふくらはぎを大きくつかみ、下から上に向けて親指でもみほぐす

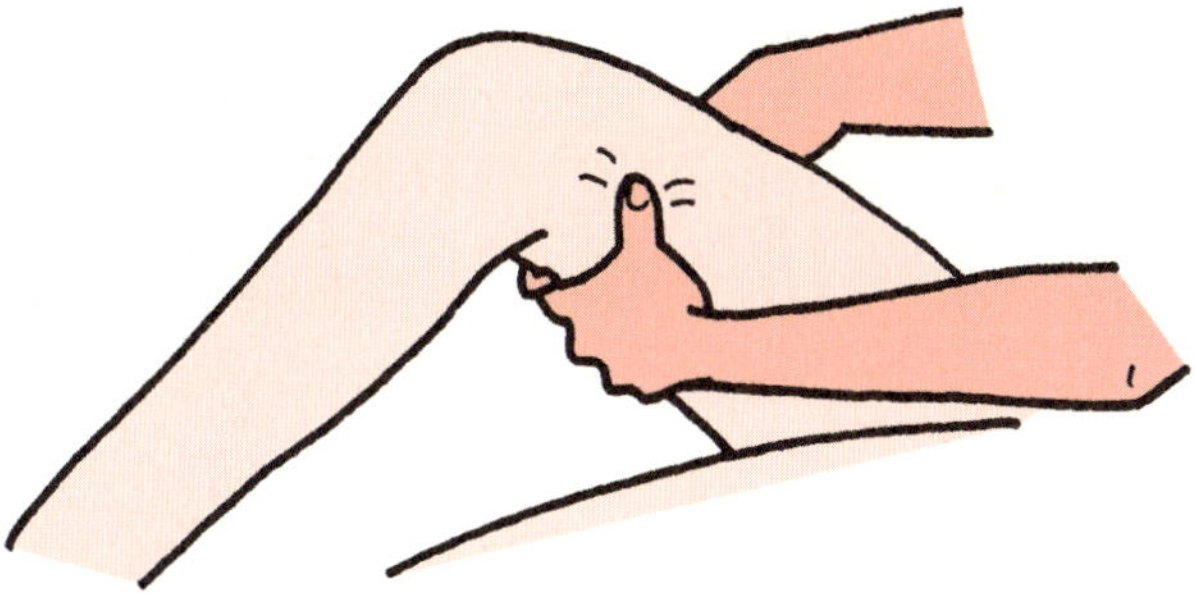

親指の腹で筋肉に沿って指圧したり、両手で膝をかかえ、太ももの内側の筋肉を大きくつかみ、軽く握っては放す動作を下から上に向けて行なう

Q 成長期の子供に起こる膝痛には、どんなものがある？

A 「成長痛」や単なる下肢痛と油断しないこと

2～7歳くらいの子供が夕方から夜中に、とくに膝周辺を中心にした下肢の痛みを30分～1時間ほど訴え、朝になると、ケロッとしていることがあります。痛みの特徴は日中、痛みもなく元気に走りまわっているのに、夕方から夜中にかけて大声で泣くほどの痛みを訴え、その痛みの部位が変わったり、忘れたりします。

下肢を動かすことはでき、痛みの部分に熱感や腫れはありません。検査をしても、異常なく、原因が見つからない。こんなとき、「成長痛」といわれることがあります。

しかし、「成長痛」の定義は難しく、また10歳以上の子供に「成長痛」はありません。

その名前から、成長にともなう痛みと考えがちですが、人間の体は骨も含めて、激しい痛みをともなうほど、成長することはありません。私は「成長痛」「発育痛」といった診断は不適切であると考えます。

では、これまで「成長痛」と呼ばれていた、子供の下肢の痛みの原因には、どんなことが考えられるでしょうか？

注意しなければならないのは、決して高い確率ではありませんが、骨・軟部腫瘍、骨端症、骨髄炎、そして白血病といった病気がその痛みの影に隠されているかもしれないということです。

ですから、単なる下肢痛だからといって、

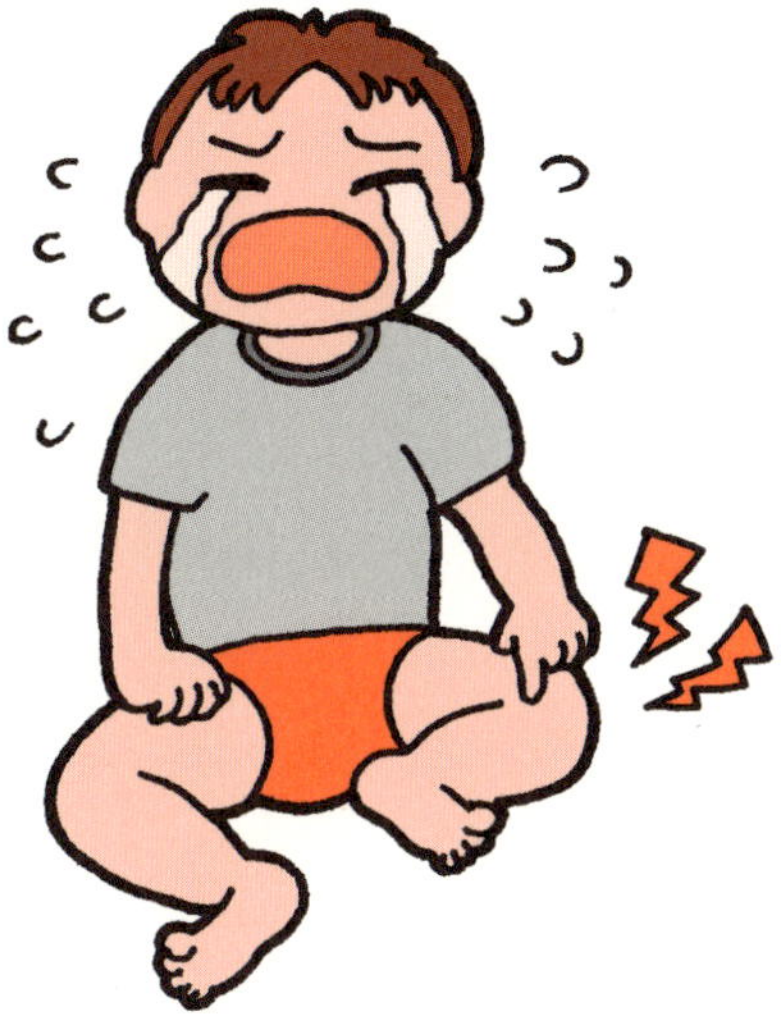

油断してはいけません。

子供の行動や様子、痛みの経過をよく観察し、痛みが何日も続いたり、体調が普段と比べてよくない、痛む個所が腫れているといった症状があるときには、整形外科を受診し、画像検査、血液検査などのより詳しい検査を受けるようにしてください。

また、この痛みは精神的なものからきていることもあります。

まだ、自我の未成熟なこの時期に、活動量の多い子供は日中の疲れを消化しきれず、情緒が安定になり、それが肉体に影響を及ぼしているということも考えられます。

ある統計によると、いわゆる「成長痛」と呼ばれていた痛みを訴える子供は神経質な面をもっており、母親は過干渉であるのに対して、父親はのんきだという傾向が示されています。

下に弟や妹が生まれたり、母親が働きはじめたといった家庭環境の変化が誘因のひとつとなっていることも少なくありません。

このようなときには、子供の話をよく聞いてやる、安心できる雰囲気を作る、痛みを訴えるときにさすってやるなどのスキンシップを積極的に行なうといったことで、解決するのです。

Q 膝に痛みを感じるが、どの程度になったら、病院に行く必要がある？行くのは何科？

A 整形外科を受診！具体的に医師に話すこと

膝痛にかぎらず、腰痛や肩こりなど、日常生活を送るうえで、痛みは本当に厄介なものです。そうした痛みを感じても「年のせいだからしかたがない」と、思っている方も少なくないのではないでしょうか？

しかし、体の痛みは年齢によって起こるものとはかぎりません。

人間の体は、それぞれの関節が正常に働いている状態で初めて体重を支えることができます。ですから、体の一カ所の故障がほかのところにも悪影響を与え、もともと痛みのなかった場所に痛みが生じてしまうということもあります。

たとえば、膝の痛みをかばった歩き方を続けていると、足や腰への負担が増えてしまったり、さらに外反母趾などになって足に痛みが起こる、背骨が変形してくるということもあるのです。

膝痛もほかの部位に影響を及ぼす前に適切な診断と治療を受けることが大切です。

変形性膝関節症は通常40～50歳代から始まり、徐々に増悪するものです。膝に体重がかかったとき、痛みを感じる、立ち上がりや歩きはじめ、階段の下りに痛みを感じるというのは初期から進行期の症状です。そのような症状を常時感じるようになれば、専門医に相談をしましょう。

病院では整形外科を受診してください。

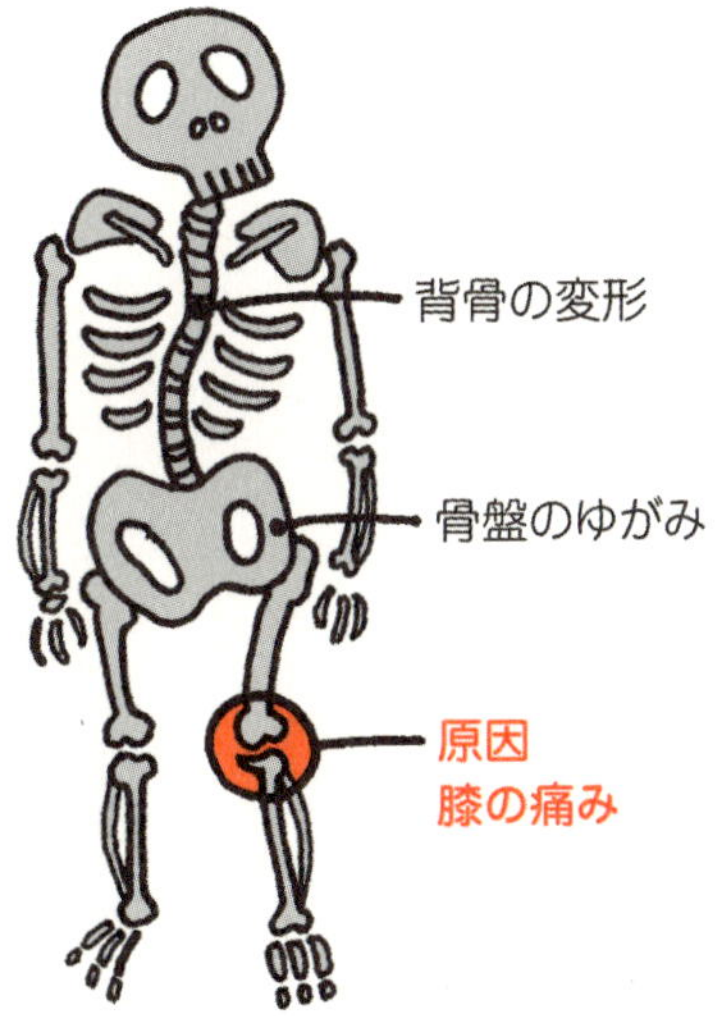

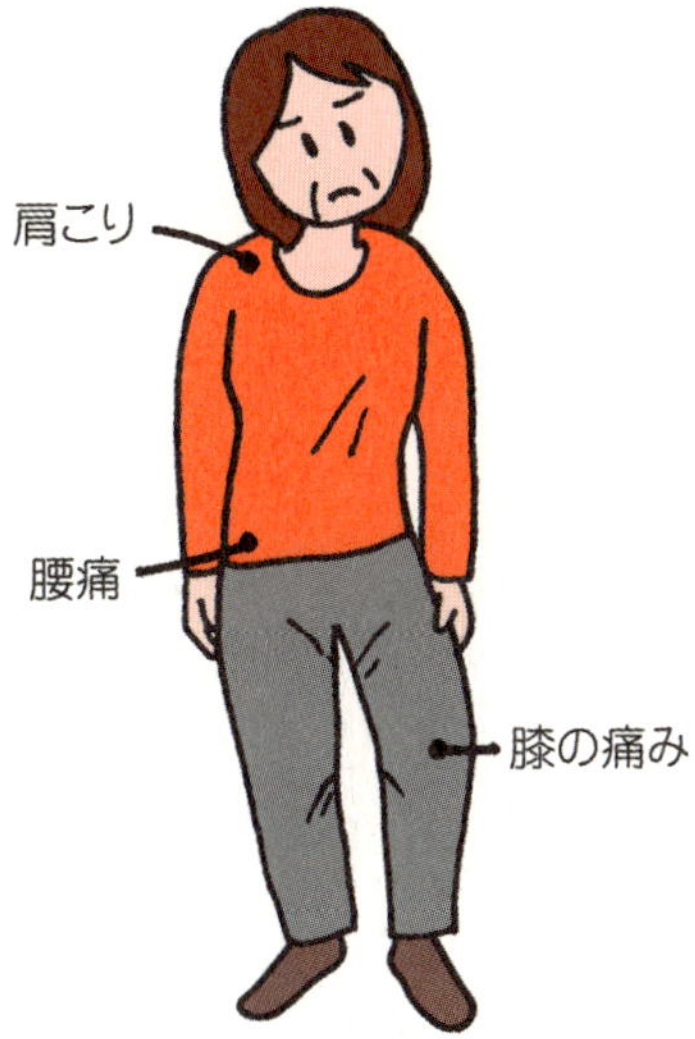

痛みの種類は、人によって違いますから、「膝のどこが痛いのか」「いつごろからどのようなときに起きるのか」「安静にしていても痛いのか」「日常生活にどう影響しているのか」など、痛みの状況をできるだけ、具体的に医師に伝えるようにします。

スポーツをしているかどうかや体重の増加なども大切な情報ですので、ご自分で伝えるべきことを前もってメモしていかれるとよいかもしれません。

こうした問診のあと、整形外科では足の状態や全体の形、歩き方などを観察する視診と、医師が直接膝に触って押したときに痛みがあるどうか、関節の安定性はどうか、膝を曲げたりひねったりしたとき、異常音や痛みがないかどうかなどの触診が行なわれます。

エックス線撮影も骨の状態や位置関係を調べるためには必要です。

さらに病気の鑑別のため、血液検査、関節液検査、ＭＲＩ撮影を行なう場合もあります。

Q 脚のストレッチングの方法は？

A 筋肉に軽い緊張を感じながら毎日続ける

ストレッチングとは筋肉を伸ばす運動のことです。膝の痛みが続くと、筋肉や腱が硬くなり、膝がやや曲がった状態となって、伸びが悪くなります。筋肉や腱に緊張状態が続いていると、膝を伸ばすときに硬くなっている部分に余分なストレスをかけてしまって痛みをひどくする原因にもなってしまいます。

そこで、大腿部からふくらはぎ、アキレス腱にかけてストレッチングを行なうことが有効な治療法のひとつになるのです。

ストレッチングのポイントは、伸ばそうとしている筋肉に軽い緊張（引き伸ばされているという感覚）をもつことです。伸び方が弱すぎては効果がありません。筋肉に心地よい痛みを感じるくらいに伸ばします。ただし、痛みを我慢してまで伸ばすのは逆効果です。

そして、自分がいま、どの筋肉を伸ばそうとしているのかを意識しておきましょう。

詳しくは１２０ページでご紹介しますが、太ももの後ろ側にある「ハムストリングス」と太ももの前側にある「大腿四頭筋」とふくらはぎの「下腿三頭筋」、そしてアキレス腱を伸ばすことが基本の動作になります。

ストレッチングは特別な機器も必要としませんから、ご家庭で毎日行なうとよいでしょう。時間帯はいつでもよいのですが、入浴後は筋肉がリラックスしていますから、筋肉がよく伸びて効果的です。

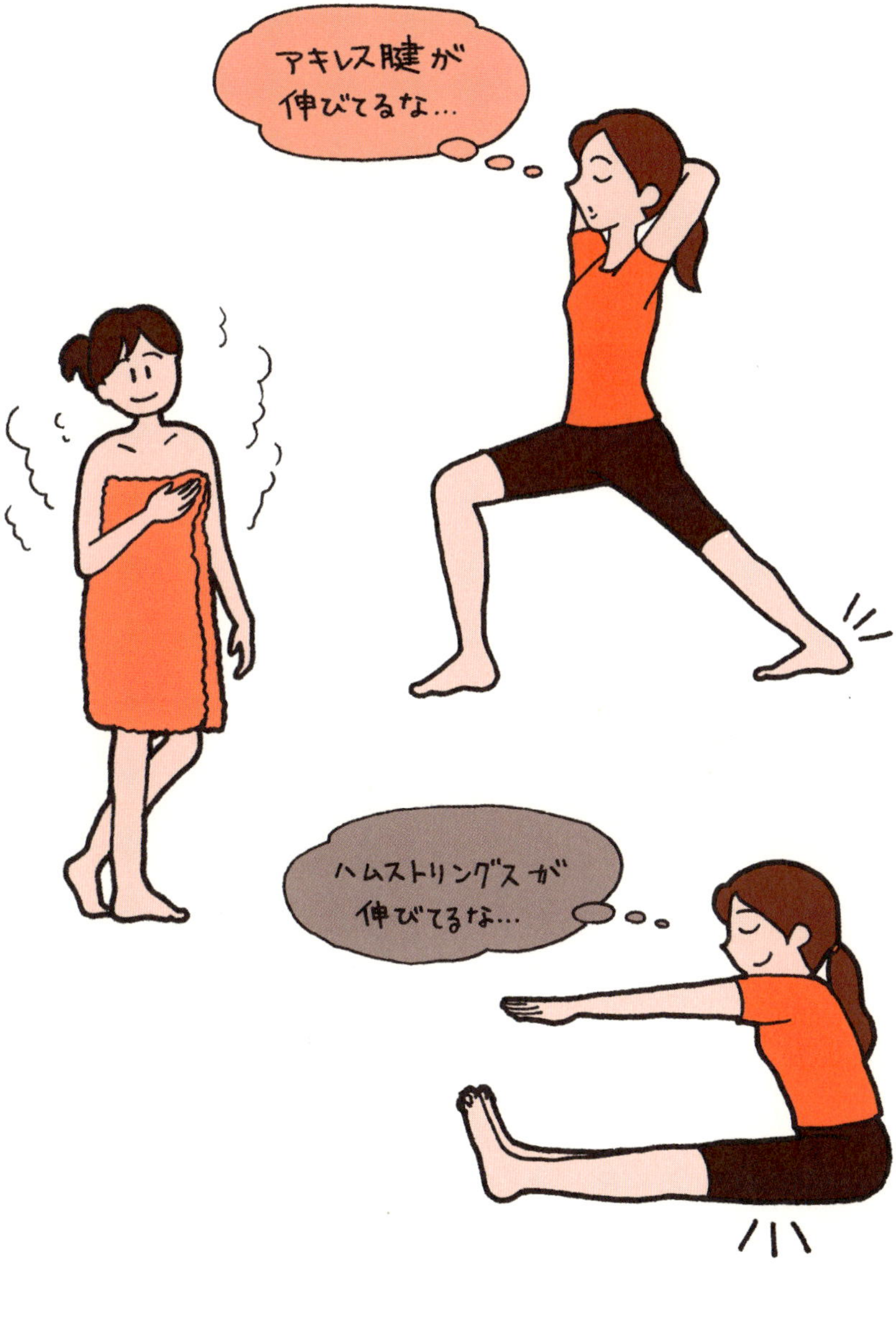
アキレス腱が
伸びてるな…
ハムストリングスが
伸びてるな…

Q 変形性膝関節症といわれたが、これは遺伝する？

A 遺伝的要因はあるが、ライフスタイル、環境も大切

一般的な変形性膝関節症は、厳密な意味からいえば遺伝的要因はあります。

ただし、環境によって左右されるという面ももっていますから、親の変形性膝関節症が必ず遺伝するといった考え方は正しくないでしょう。

現在のように、遺伝子研究が進んでくると、膝関節を構成している骨・軟骨・半月板などの強度も遺伝子の影響を受けていると推測ができます。

おなじような負荷がかかったとしても、骨や軟骨が弱いほうがその部分に変化を起こしやすいものですし、半月板にしても弱いほうが断裂する危険性は高いといえます。

しかし、変形性膝関節症の発生原因には、過去の怪我、肥満、スポーツ種目、運動量、仕事の内容、日常のライフスタイルなど、たくさんの環境要因が関係していますから、遺伝的要因もそのひとつだと考えたほうがいいのではないでしょうか。

たとえば、親に肥満があった場合、いかにも遺伝するかのように思いこむことがありますが、そこには共通の生活習慣や食生活が影響しているといったことは、すでにたくさんの方が認識していらっしゃると思います。

そこで、「遺伝するのではないか」と心配するより、**ライフスタイルを変えることによって標準体重を維持する**ことができます。

ただ、骨格形態は遺伝子の影響を大きく受けますから、顕著に現われやすく、たとえば、親がO脚だと子供もO脚になりやすいといったことはあります。

日本人に多いO脚は膝関節の外側よりも内側に負荷がかかりやすく、内側に病変が生じやすいので、その結果、典型的な膝関節症になってしまうということはあります。

こうしたことは、靴底の外側を数ミリメートル高くした足底板を作ってO脚を進行させない工夫をしたり、筋力をつけて、膝への負荷を少なくすることが重要です。

骨格形態は遺伝しやすい

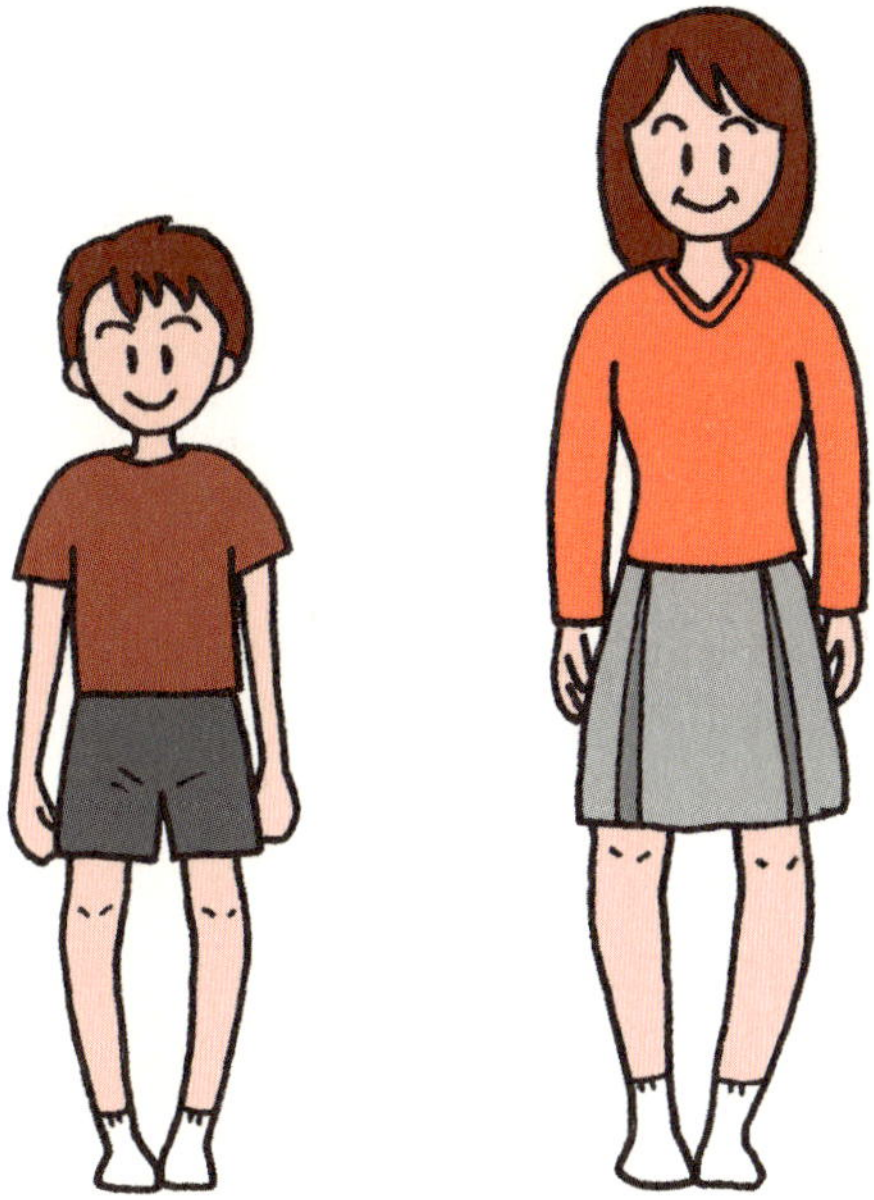

足底板で O 脚緩和

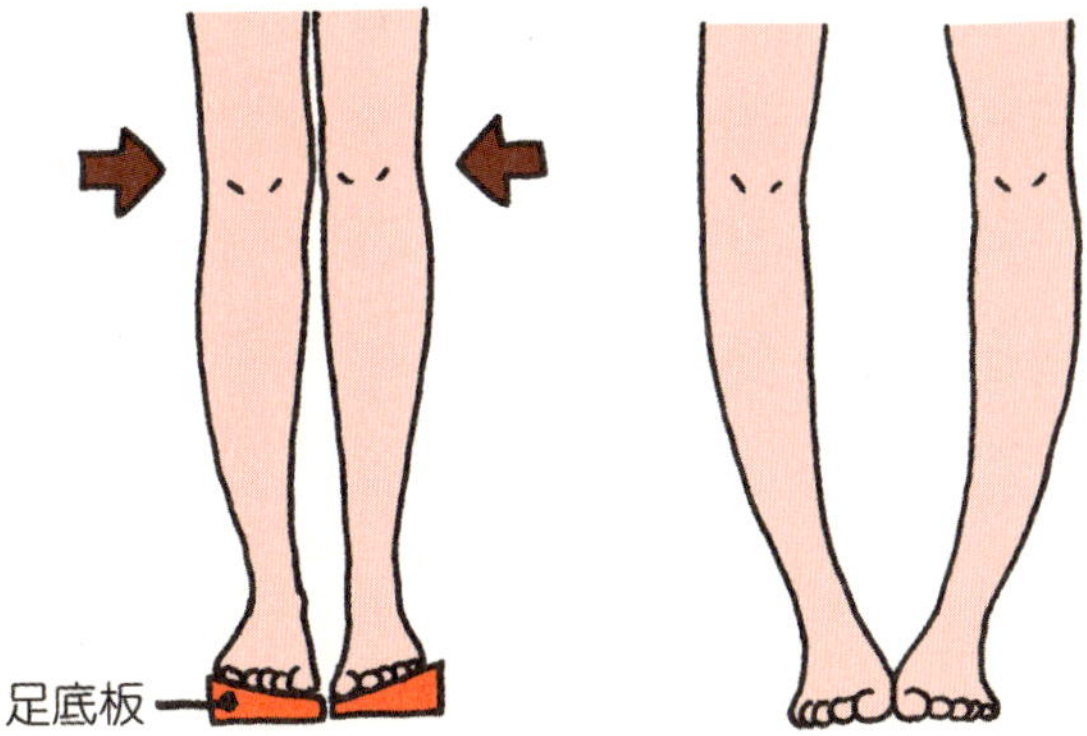

Q 手術を受けるときの費用は？障害者手帳はもらえる？

A 人工膝関節にする手術で個人負担は約90万円

手術の費用は手術の種類、入院期間によって、また保険の負担率によって異なります。

東京厚生年金病院での人工膝関節における入院手術、およびリハビリテーションの費用についてお話ししますと、特別合併症がない入院手術の場合、入院費用、手術、術後の治療薬剤、リハビリテーションなどが主な費用となりますが、人工関節そのものの材料費100万円を含め、おおよそ300万円とお考えください。

保険でカバーできないものはほとんどありませんので、保険負担30パーセントの人では個人負担が約90万円程度になります。

平成14年10月1日から老人保険医療対象者の年齢が「70歳以上」から「75歳以上」に引き上げられました。これによって、現在、70歳から74歳までが前期高齢者で、入院費用の月額上限が4万4400円となっていますが、その方の収入によって違う制度です。

若年の方は高額医療の対象となって、医療機関で支払った自己負担額が限度額を越えた場合には、次年の確定申告で戻る制度があります。

医療費の相談は病院や役所の福祉課で行なっています。

これにあたらない方で、身体障害者手帳をお持ちの方は条件によって自立支援制度（更生医療制度）の適応になる場合もありますので、市区町村の役所の福祉課や医療機関でご相談ください。

身体障害者手帳とは、身体障害者が健常者と同等の生活を送るために最低限必要な援助を受けるための、いわば証明書にあたるものです

援助内容は補装具・義肢の交付など有形のものから、ヘルパーサービスなど無形のものまで多岐にわたっています。

膝の障害で身体障害者となるのは、膝関節の状態によって、その等級が決まります。

障害の程度によって1級から7級までに分かれていますが、数字が小さいほど重度であるということになります。

たとえば、人工関節置換術を行なう方では、通常、片側で身体障害者手帳4級を申請することができます。両側に人工関節を行なう方は身体障害者手帳3級に該当します。

骨切り術では5級程度を申請できます。

しかし、たとえ痛みが強くても、関節の障害が軽度の場合（たとえば正座できるくらい動きがよい場合）は等級に相当しないために申請はできません。

身体障害者手帳が交付されると、入院や通院時に更生医療の給付が受けられます。また、交通機関の割引（割引が適用される条件については障害の種類や鉄道会社によって異なるので、利用する場合、各自で確認が必要）なども等級によって受けることができます。

ただし、家族の年収によって、更生医療の補助される金額は異なってきます。

身体障害者手帳の制度については役所の福祉課、あるいは市区町村役場で相談できますが、申請に際しては、指定医療機関の指定医に診断書（指定の用紙）を書いてもらい、役所に提出します。

こうした制度は年度によって変化することがありますから、役所に必ず問い合わせてください。

Q スポーツで傷めてしまった膝、原因と治療法は？

A まずはスポーツを休んで時間をかけて治す

スポーツをしていると、膝に繰り返しの負担がかかって、膝が痛むケースがあります。多くの場合、激しい動きをする若い人たちに起こりがちですが、最近ではスポーツを楽しむ中高年の方たちも増えてきているので、それにともなって、膝に支障をきたす人も増えてきています。

一言でスポーツで膝を傷めたといっても、いろいろな原因が考えられますが、代表的には「ランナー膝」と「ジャンパー膝」があげられます。

ランナー膝は、過度なランニングやジョギングによって膝が痛む病気の総称です。ランナー膝には、走ると膝の外側が痛む「腸脛靭帯炎」などがあります。

一方、ジャンパー膝はバレーボールやバスケットボールなどジャンプする動作の多いスポーツで起こるものです。ジャンパー膝では、主に膝の前面にある「膝蓋腱」や「大腿四頭筋腱」に炎症が起きて、ジャンプをすると、膝蓋骨（お皿）の上や下が痛みます。

また、膝の使いすぎのため、脛骨などに疲労骨折が起きることもあります。

詳しくはＰＡＲＴ2と3で説明しますが、まずは原因はスポーツのやりすぎですから、スポーツを休まなくてはなりません。

スポーツのやりすぎで傷めた膝は、長い時間かかって起こったものですので、スポーツ

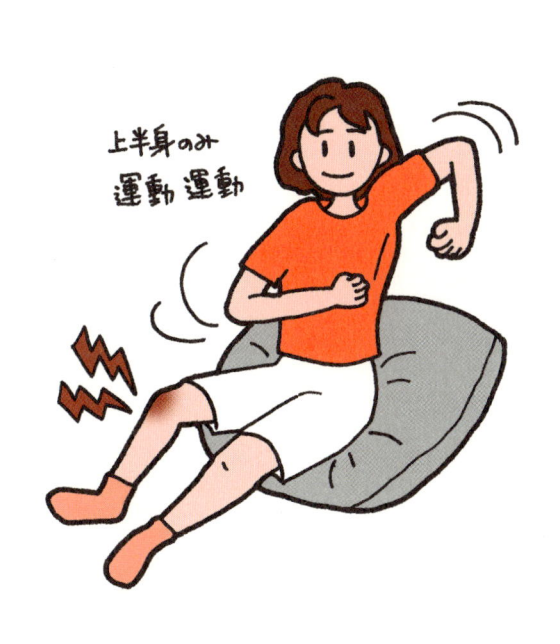

を休んだからといってすぐに治るものではありません。

患部の安静がスポーツに復帰するためのいちばんの近道なのです。

原因や症状によっても治療の仕方は違っていて、アイスマッサージをしたり、ストレッチを取り入れるなどの方法がありますが、専門医と相談のうえ、選択します。

また、スポーツで膝を傷めないよう、日ごろから予防をしておくことも大切です。体調が悪いときや、膝に痛みを感じるときにはスポーツはしないようにします。

始める前には、軽い体操やストレッチングを行ない、筋肉を伸ばしたり、温めたりすることは、怪我をしないためにも大切なことです。

とくに、中高年の方は膝関節や靭帯、筋肉などの強度も低下していますから、健康のためといいながら健康を損なってしまうような無理をせず、楽しんで行なうことです。

PART 2

膝の痛みの原因は、ここにあった

膝の内部は、いったいどうなっている？

意外にデリケートな作りの膝関節

人体を形成している骨は約200個あります。関節は骨と骨を結合させるもので、自由に動かすことができます。そして、立ったり、座ったり、ジャンプをしたりするときに使われる膝の部分が「膝関節」です。

膝関節は人間の骨のなかでも最も長い大腿骨、二番めに長い脛骨、脛骨を支えるように位置している腓骨、そして「膝のお皿」とも呼ばれている膝蓋骨の4つの骨が連結して、形成されています。

普通、関節の結合面は一方が凹型なら、もう一方は凸型になっていて、がっちり組み合わされているので、外れにくい形になっているものです。

ところが、膝関節の大腿骨と脛骨の面はほぼ正面を向き合い、凸型の大腿骨がフラットな形の脛骨面を屈伸しながら滑って動くようにできています。

膝は関節のなかでも大きく、一見丈夫そうに見えるのですが、実は非常にデリケートな作りになっているのです。そのうえ、日常生活では大きな負担をかけられる個所でもあります。

たとえば、歩行するとき、膝には体重の約2～3倍の力が加わっています。つまり、体重60キログラムの人なら、膝には約120キログラム～180キログラムの負荷がかかっているのです。

横から見た図（右膝）

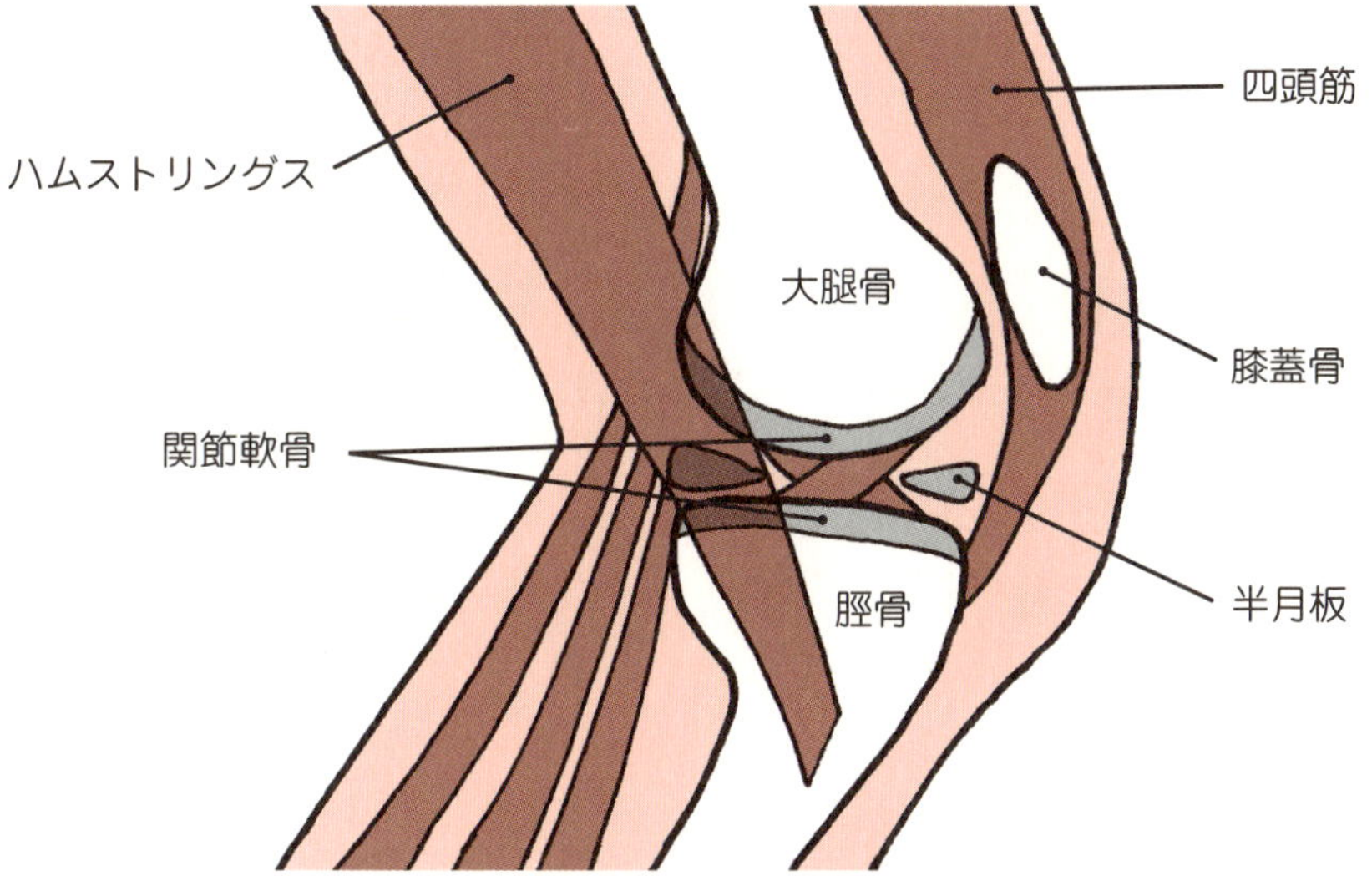

前から見た図（右膝）

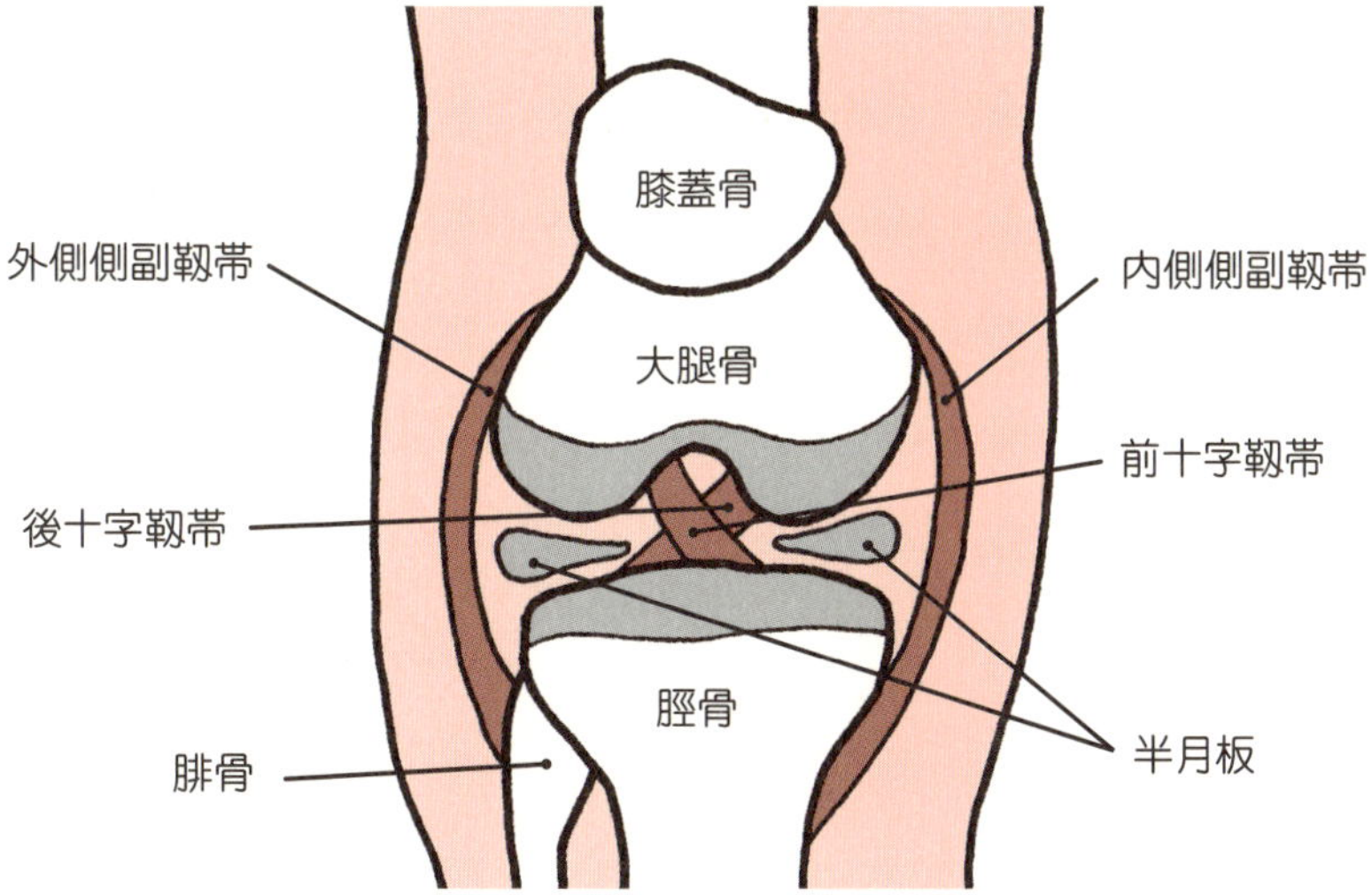

膝関節のなかは、こうなっている

膝関節のなかは、次のような組織で複雑に形成されています。

関節軟骨……関節は骨と骨との結合部分ですが、骨どうしが直接ぶつからないよう、関節軟骨が骨の表面を覆っています。このため、滑りのよいスムーズな動きが可能になるのです。関節軟骨は歩いたり走ったりするときに膝にかかる強い圧力を受け止めるクッションの役目や大腿骨と脛骨が回転運動をするときに摩擦を軽減する働きもしているものです。

関節軟骨は長年使っているとすり減ってきますが、血管も神経も通っていないので、多少すり減っても痛みなどは起こらないかわりに、一度すり減ると治りにくいという面もあります。

関節包……関節の外壁は、関節包で完全に包まれていますが、関節包には柔軟性があり、関節の動きを妨げることなく、関節全体をひとつにまとめています。

関節包の内側には滑膜組織があって、ここで作られる関節液が潤滑油の働きをしています。

関節液は関節をスムーズに動かし、同時に関節軟骨に栄養を与えるという重要な役割を担っています。その関節液は健康な人の場合、およそ1〜3ミリリットルです。

半月板……大腿骨と脛骨の隙間にある軟骨で、上から見ると半月状になっています。半月板は膝にかかる圧力を分散して衝撃を柔らかくしてくれます。

靭帯……関節の骨と骨を実際につなぎ止めている帯状や紐状の大きな繊維組織です。膝関節には4つの主要な靭帯があり、内・外側と前後にクロスした十字靭帯ががっちり骨をつなぎ止めているので、関節は前後左右にぶれることなく、安定感のある動きをすることができるのです。

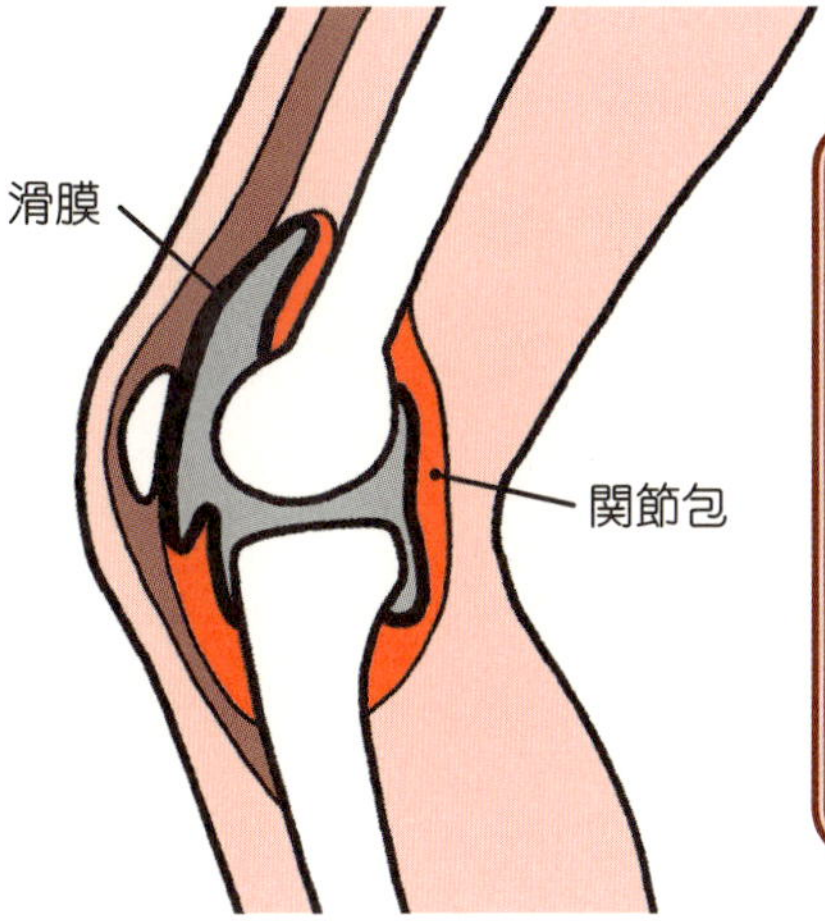

関節包

大腿骨と脛骨、膝蓋骨をつなぎ、関節を包んでいる袋状の部分。この内側にある「滑膜」という膜から、潤滑油の役割をする「関節液」が分泌され、痛みを感じることなく関節を自由に動かすことができる。

膝を動かす筋肉のなかでも重要な大腿四頭筋とハムストリングス

膝関節は4つの骨と、それをつなぎ止める靭帯で作られていますが、実際に関節を動かす動きをするのは筋肉です。

筋肉は伸びたり縮んだりすることで膝を動かしているのです。

まず、膝を伸ばす働きをするのは太ももの前側にある大腿四頭筋です。大きな筋力は膝蓋骨から膝蓋腱を経て脛骨に連なり、膝を伸ばします。

膝痛のなかでも最も多い変形性膝関節症にはこの大腿四頭筋が大きく関係してきます。若いうちは少しくらいの無理をしても筋肉がしっかりと支えているために、膝は安定し、前後のぶれが少ないため、余分な力がかかりません。

しかし、年齢とともに筋肉も徐々に衰えていきますから、それとともに膝も不安定になります。

とくに大腿四頭筋は膝関節を支え、安定させている筋肉なので、これが衰えてくると、膝関節への負荷がかかりやすくなり、関節軟骨をすり減らしてしまうということにつながってきます。

膝に何らかの障害が起きた場合、まず最初に衰えるのが、大腿四頭筋です。

この筋肉が衰えてくると、立っているときに膝が不安定になり、それによって、さらに大きな圧力が加わることで、膝はどんどん悪化していきます。

大腿四頭筋とは逆に**膝を曲げる筋肉群は太ももの裏側にあります。大腿二頭筋などから成るハムストリングス**です。

ハムストリングスという名前は、動物のその部分を使ってハムを作ることから名づけられたというものですが、ハムストリングスが収縮すると、大腿四頭筋は伸び、膝が曲がるのです。

膝を曲げる

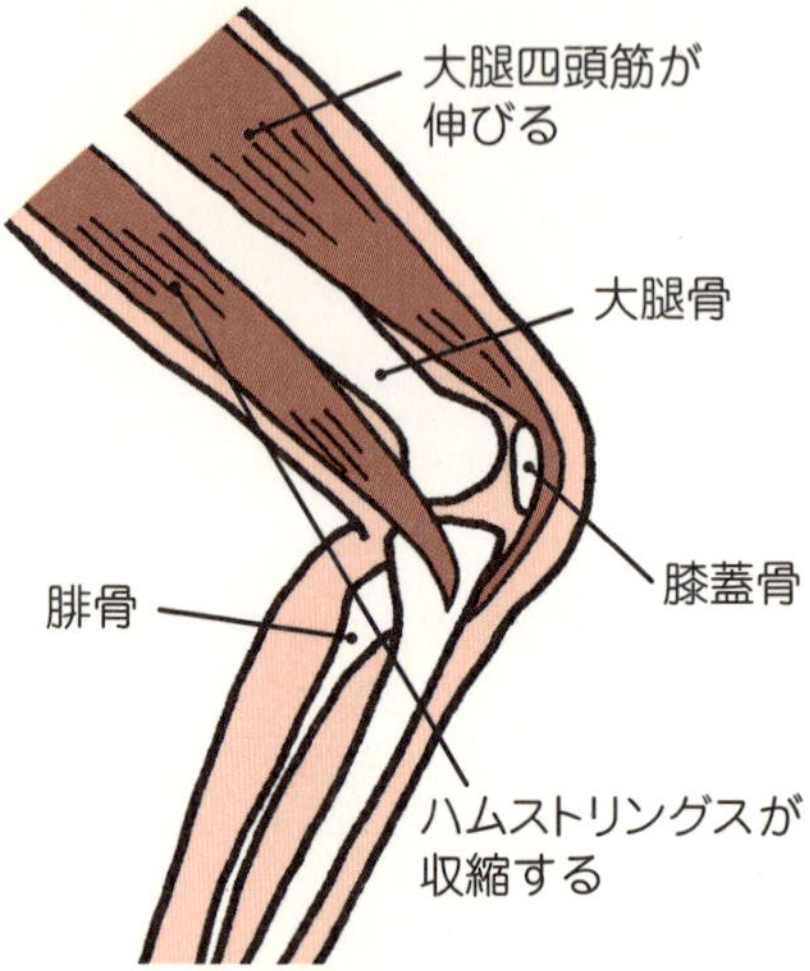

膝を伸ばす

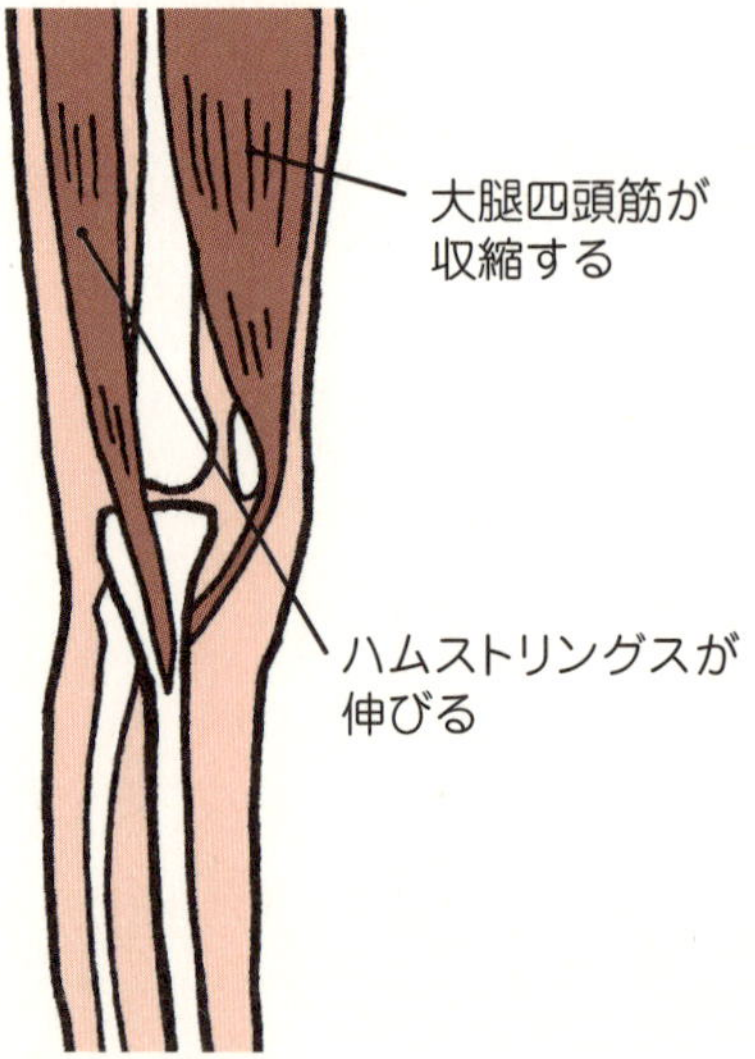

日本人に多いO脚も膝痛の原因になっている

日本人には圧倒的にO脚の人のほうが多いのですが、これが原因で変形性膝関節症を起こしやすいのです。

O脚は、どうして膝の病気を起こしやすいのでしょうか?

O脚の人は、膝が体の中心より外側に位置しているので、どうしても、重さを支える負担が膝の内側に集中的にかかってしまうのです。

O脚の人は膝関節の体重負担を内側に偏って受けることにより、内側の関節軟骨の破壊・変性が進み、ますますO脚の程度がひどくなるという悪循環を起こしてしまいます。

その負担が続くと、膝の変形はさらに進み、ついには痛みにつながっていってしまうので

O脚の人は加齢にともなって変形性膝関節症を起こしやすい

人間は顔も体型も一人一人違います。どんなに似た人どうしでも、骨格の作りなどは千差万別です。

そして、生まれながらにもっている自分の膝の形が痛みや故障を招くことも少なくありません。

人の膝の形はおおまかにいって、正常な形とO脚、X脚に分けられます。

O脚とは膝をそろえてまっすぐに立ったとき、膝と膝のあいだに隙間ができ、膝が外側に曲がっている状態の脚です。

また、X脚は膝から下が外に曲がった状態の脚をいいます。

す。

日本人の膝痛の最も大きな原因となっている「変形性膝関節症」の患者さんの多くは、O脚です。

O脚の人は加齢にともなって「変形性膝関節症」になりやすいのです。

X脚の人は関節の外側に負担がかかり、外側から変形が進みます。

O脚を矯正し、痛みを和らげるためにさまざまな補助器具が用いられますが、そのひとつに靴底の外側を5~7ミリメートルほど高くした「足底板」というものがあります。

足底板にはいくつかの種類があります。具体的には、靴底のラバー部分を高くしてあるものや、中敷きの外側を高くしてあるもの、また足首を固定できるサポーターつきの足底板などもありますので、室内用、屋外用と使い分けるとよいでしょう。いずれにしろ痛みを抑える効果は人によって異なりますから、専門医と相談して、使用します。

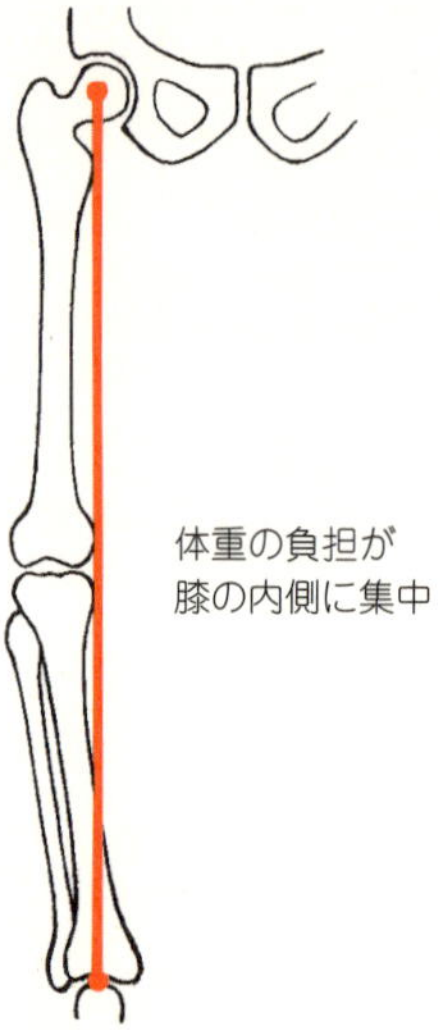

O脚

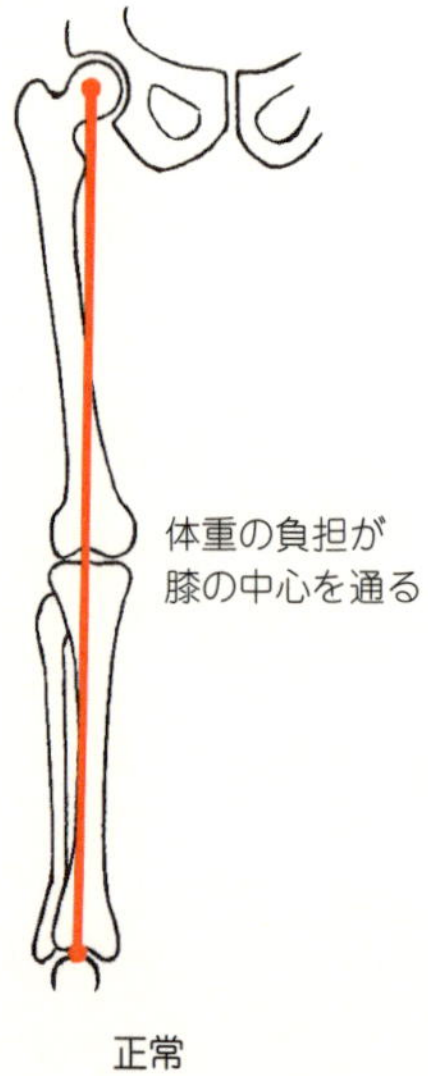

正常

代表的な膝痛の種類と症状

50歳以上の5人にひとりが悩んでいる「変形性膝関節症」とは?

変形性膝関節症の主な症状

膝の痛みには、さまざまなタイプのものがあります。

過度な、あるいは急激なスポーツによるもの、全身の病気や感染によるもの、加齢によるものなどがありますが、「変形性膝関節症」は加齢にともなって増え、膝の痛みの原因のなかで、最も多い病気です。

そして、若いときに膝に悪いようなことをした覚えはないのに、中高年になって、膝が痛みだしたという人のほとんどに見られる病気といっていいでしょう。

変形性膝関節症は膝関節の軟骨がすり減り、いわゆるクッションによる吸収がうまく行なわれなくなってしまうことから痛みが生じるものです。

軟骨がすり減ると、骨と骨が密接してしまい、関節に大きな負担がかかって炎症や痛みを起こしてしまうのです。

加齢とともにすり減っていく関節軟骨が変形性膝関節症を引き起こしますから、年齢を経るごとに膝に痛みを抱える人たちが増えてしまうのです。

変形性膝関節症にかかると、立ち上がりや歩きはじめ、階段を上り下りするときに痛みを感じ、長時間歩いたあとなどにもやはり痛みを訴えるようになります。

また、水がたまりやすくなるといった症状もあります。

ていて、特に**女性の発症率は男性の1・5倍**にのぼると見られています。

変形性膝関節症の症状としては、主に次のようなことがあげられ、さらに初期の状態から4段階に分けて進行状態を知ることができます。

《ほぼ健康な状態》

①無理をかけたあとには膝の裏側が突っ張るなど、違和感を感じ、長時間の正座は難しいが、2キロメートル以上歩ける

《軽度》

①歩きはじめや立ち上がりのときや長時間歩いたあとに膝が痛むようになるほか、起床時には膝がこわばった感じがする

《中等度》

①階段の上り下りがつらく、正座ができないなど運動や行動が制限されるようになる

②膝に水がたまり、膝に熱をもつこともある

③膝を完全には曲げられないので、正座がしにくい

《重度》

①関節が変形し、O脚の人はその度合いが進む

②じっとしていても痛む。あるいは夜間にも痛む

③膝の曲げ伸ばしが自由にできない

④歩くときに膝が横揺れするなど、歩行が困難になる

正常な膝の骨は関節軟骨に覆われて骨どうしが直接触れあうことはありません。しかし、症状が進むにつれ、関節軟骨や半月板がすり減ってきて、痛みを感じるようになります。

そして、重度の状態になった膝では、関節軟骨や半月板がほとんどなくなり、骨と骨は直接こすれあってしまうため、痛みが強まってしまいます。

正常関節

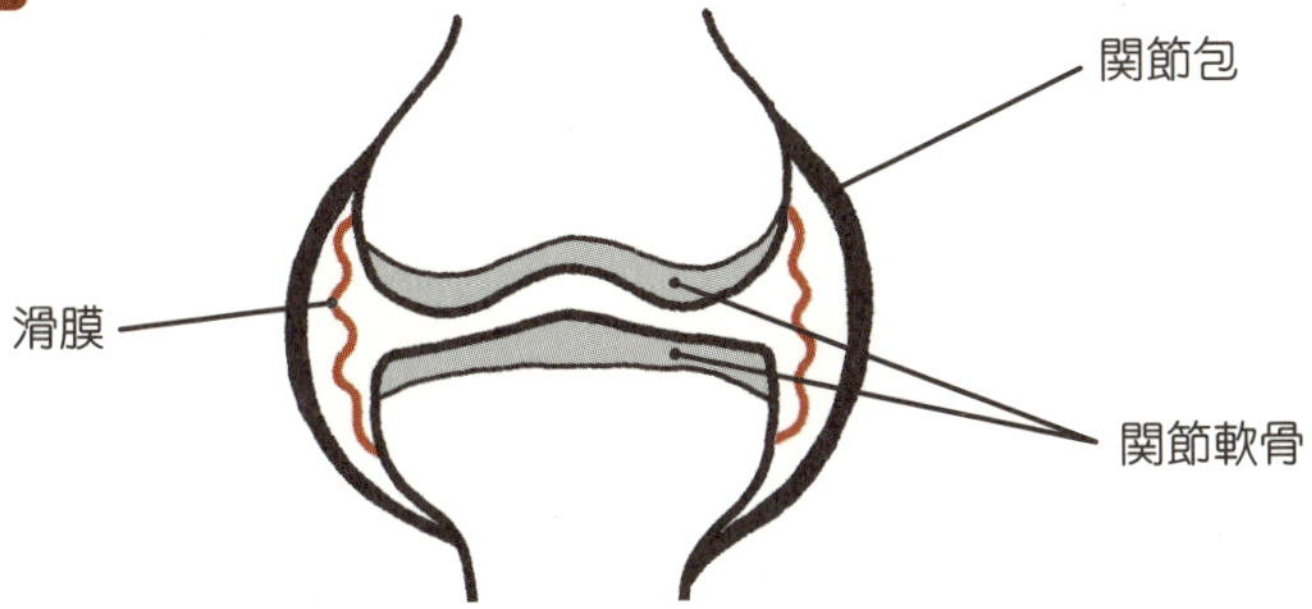

初期の変形性膝関節症

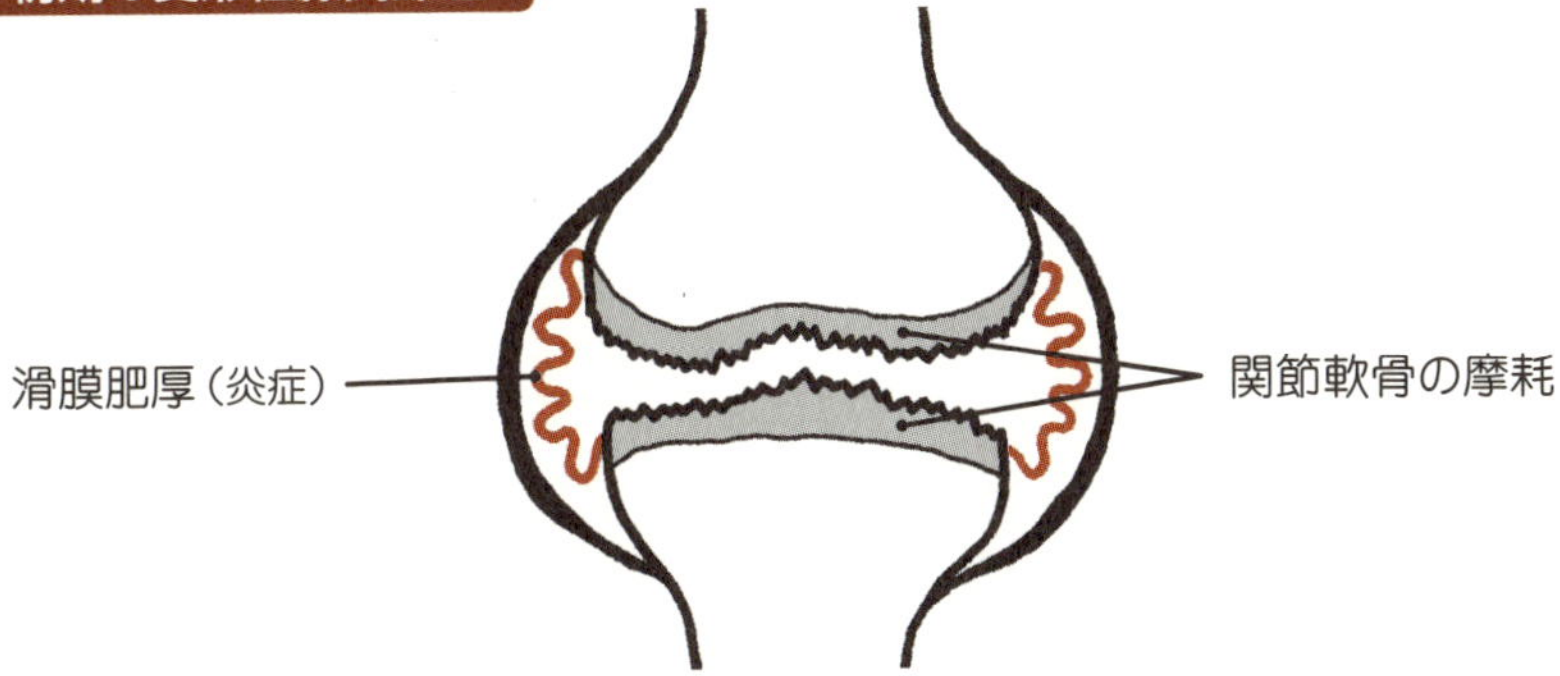

進行した変形性膝関節症

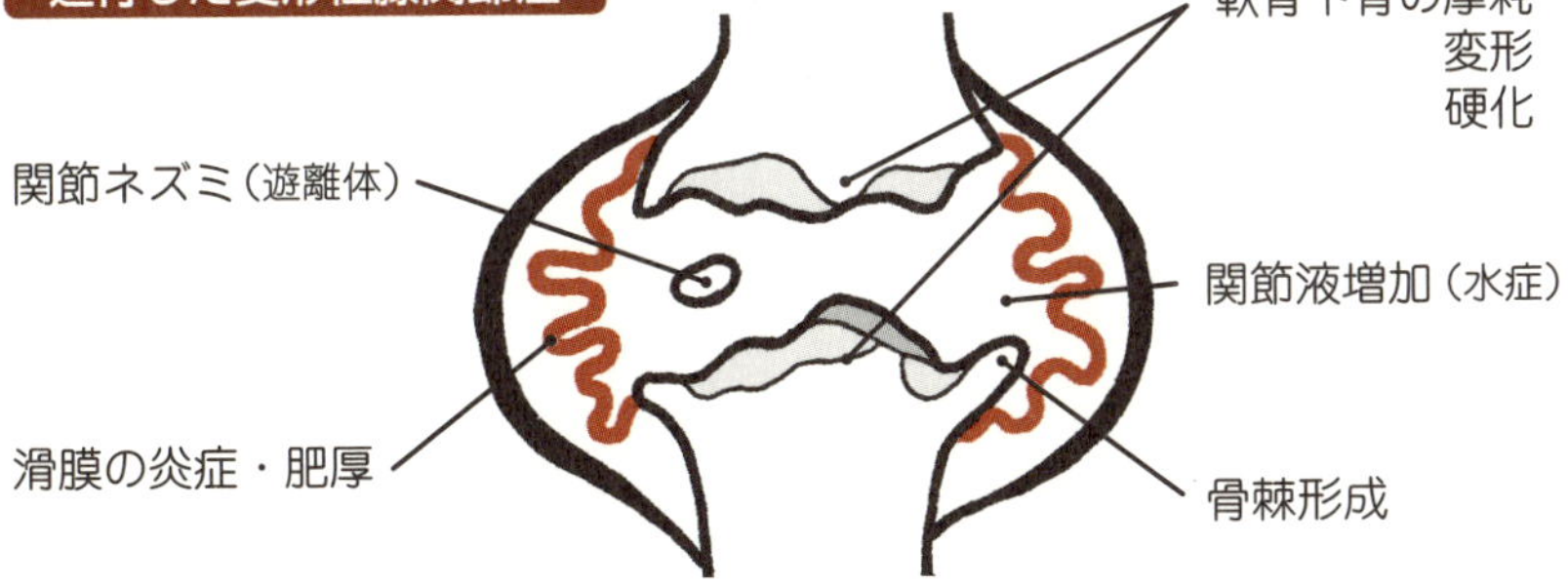

変形性膝関節症で、なぜ痛みが起こるのか？

膝関節の軟骨がすり減ってきて、それが痛みの原因になるのだとお話ししましたが、もう少し詳しく説明すると、軟骨には神経がないので、軟骨自体が痛むわけではないと考えられてきました。

膝関節は大腿骨と脛骨、そしてそのふたつの骨の接触面から構成されているわけですが、そのどちらに故障が起こっても痛みが生じます。

痛みが起こる正確なメカニズムはまだわかっていないのですが、その原因のひとつとして、削《けず》れてできる半月板のかけらや、すり減ってできる関節軟骨のかけらが考えられます。膝関節を包んでいる「関節包」の内側にある「滑膜」を半月板のかけらや軟骨のかけらが刺激し、痛みが起こるのです。

かけらによって刺激を受けた滑膜は炎症を起こし、さらに正常な軟骨細胞にまで影響を及ぼし、ますます関節軟骨がすり減ってしまうという「炎症の悪循環」が症状を悪化させてしまいます。

さらに、最近の研究では骨自体からも痛みが生じるケースがあるということもわかってきました。進行した膝関節症の軟骨下骨を調べると、痛みに関連する物質の存在が認められたのです。

この発見によって、痛みのメカニズムは別の角度からも検証され、新しい治療につながることが期待されます。

「膝に水がたまる」原因は膝関節の炎症

膝が痛くなると「膝に水がたまる」という現象がよく見られます。水がたまると、膝が腫れて動かしにくくなるうえに、痛みの原因ともなります。

この「水」とは「関節液」のことです。関節包のなかで潤滑油の役割をする関節液は、血が通っていない軟骨に栄養を運んだり、老

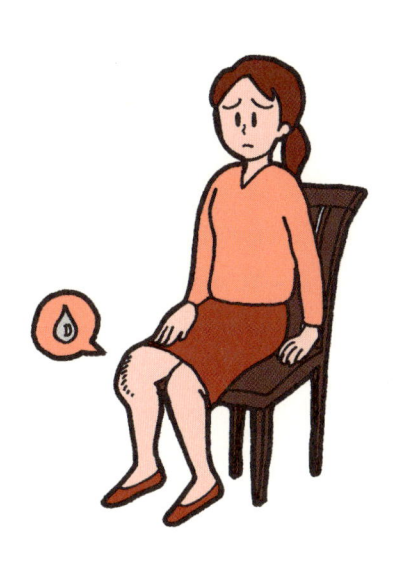

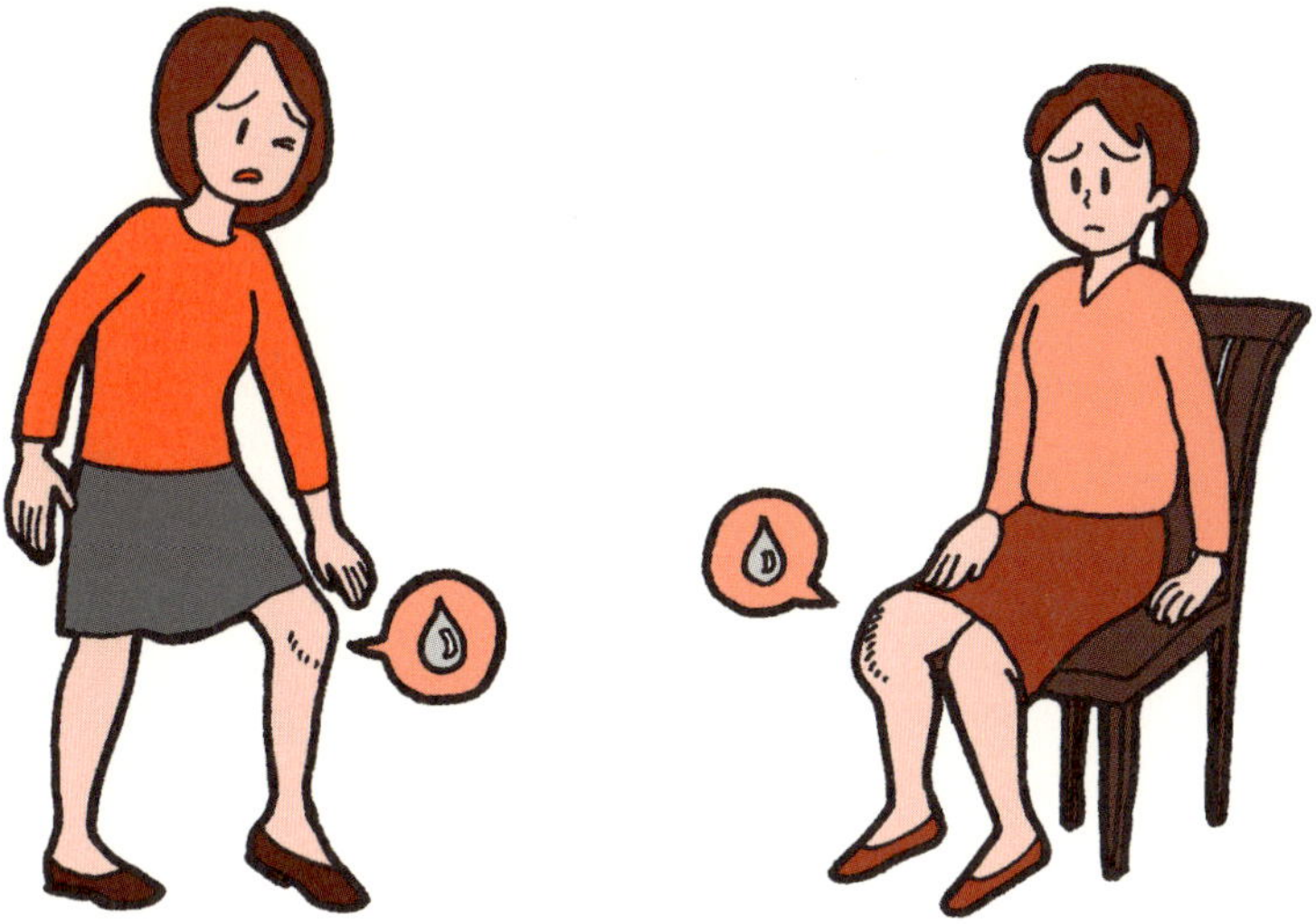

廃物を吸収するなどの大切な働きをします。

ところが、滑膜が軟骨などのかけらに反応して炎症を起こしてしまうと、異物を排除しようと関節液を盛んに分泌しはじめます。逆に多くなった関節液を吸収しようとする機能も低下して、その結果「膝に水がたまる」ということになってしまうのです。

この関節液を検査すると、変形性膝関節症の場合は黄色で透明の液体です。関節液が混濁しているときにはほかの疾患（感染症、関節リウマチ、痛風、偽痛風）などを疑います。

最大の原因は加齢

私たちは膝を使わないでスムーズに日常生活を送ることはできません。ちょっとした動作にも膝を使いますから、膝はいつも酷使されているのです。

長いあいだ酷使されてきた膝が徐々に変形してしまうことから変形性膝関節症は起こりますが、中高年になって膝が変形してしまうのは膝自体にストレスがたまることと、もうひとつ、筋肉の衰えがあることを忘れてはなりません。

若いころには少しくらいの無理をしても、筋肉がしっかりと支えてくれるので、膝関節への直接の負担は少なくてすむのですが、年齢が増すにつれて、筋肉は衰えてきます。そして、筋肉によって軽減されていた膝への圧力が増えてしまい、おなじように衰えてきた関節軟骨に影響を与えてしまいます。

軟骨自体も加齢によって徐々に水分が失われ、弾力性をなくし、変形してきます。そのため、それまでに吸収できた圧力を受け止めきれなくなってしまうのです。

初期の段階であれば、圧力がかからなければ痛むことはないのですが、私たちは立ったり、歩いたりと生活のうえで膝を使わないでおくということはできないのです。

そして、変形が進むと当然、痛みもひどくなってきます。

一度変形してしまった軟骨は、自然に治るということはありませんから、痛みを和らげるためには膝に関係する筋肉を鍛え、膝にかかる負担を少なくするということが必要です。

変形性膝関節症は誰もがかかりうる病気で決して不治の病ではありません。

少しでも違和感や痛みがあったときには、まず整形外科に行き、診断を受けて、適切な治療を行なうことが、悪化を防ぐためにも大切です。

変形性膝関節症を起こしやすい人

加齢にともなって関節軟骨がすり減ってしまうという状態は誰にでも起こることですが、特に次のような人は関節軟骨の摩耗を起こしやすいといわれています。

女性……女性の発症率は男性の1・5倍ともいわれていますが、これは女性ホルモンが減少すると、骨に影響を与えるためだと考えられます。また、筋力の面から見ても、男性

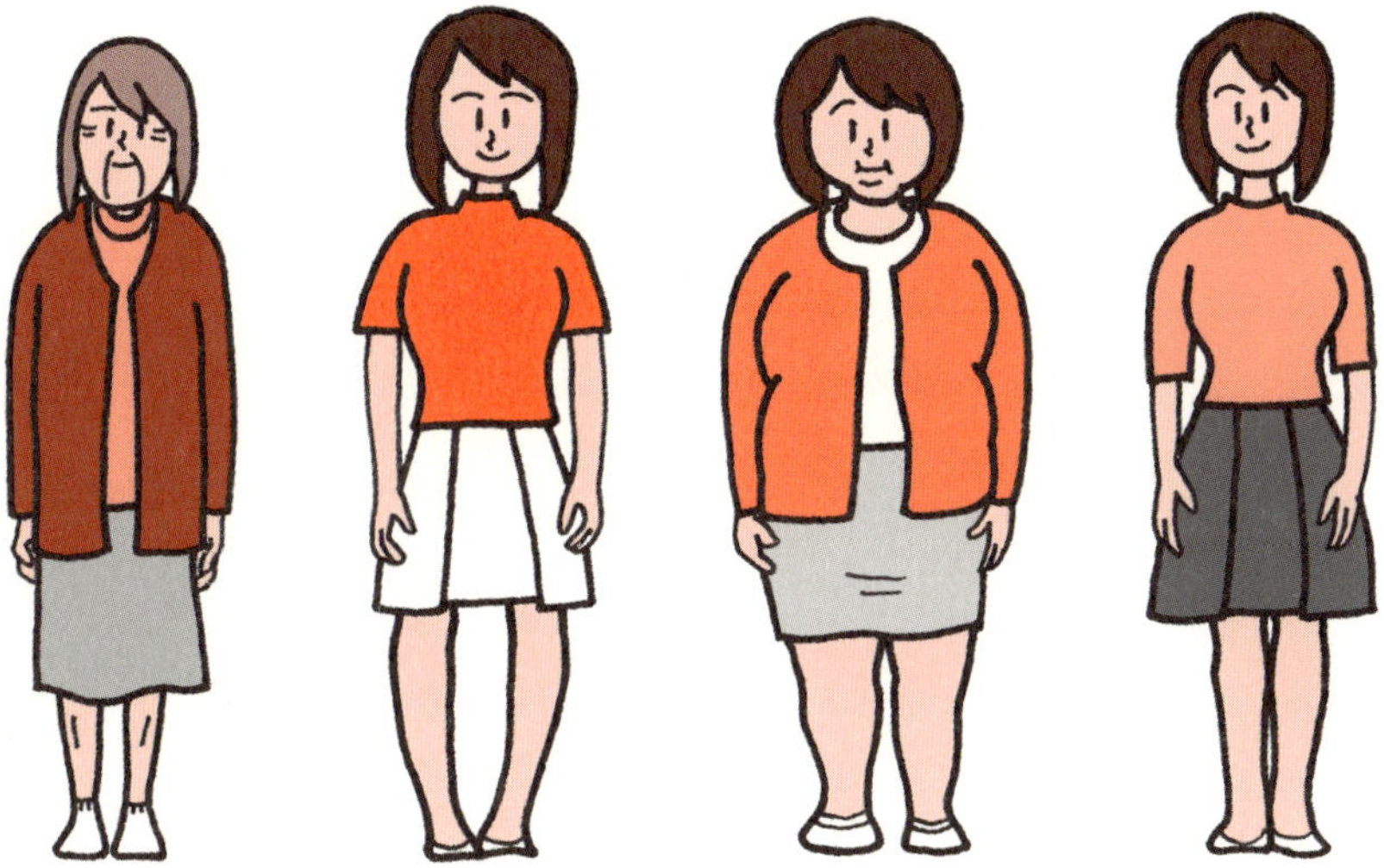

筋力が低下　O脚　肥満　女性

よりも弱いため、膝関節を支えきれず、症状が出やすいのです。

肥満のある人……歩くとき、私たちの膝には体重の2~3倍の負荷がかかります。階段の上り下りのときには、さらにその負荷は大きくなり、7倍にもなるのです。体重が4キログラム増えただけで、通常に歩いていても、8~12キログラムの膝への負担が増えるということになります。

O脚の人……O脚（内反膝）の骨格をもつ人は膝の関節面での体重負担を内側に偏って受けることになり、関節のすり減りも偏って多くなります。そして、内側の軟骨の破壊・変性が進むと、さらにO脚がひどくなるという悪循環を繰り返してしまいます。

筋力が低下している人……脚の筋力が低下してしまうと、膝の安定性が悪くなり、その結果、膝軟骨の摩耗が起こったり、膝への負担が増えてしまったりするのです。

代表的な膝痛の種類と症状

安静にしていても痛み、全身症状も強い「関節リウマチ」

手足のこわばりが関節に移行し、熱をもったり腫れたりする

膝に痛みが起こる代表的な病気のひとつに関節リウマチがあります。リウマチというと高齢者の病気のように思われるかもしれませんが、意外に若い人に多く、20～30代の人にも見られます。

リウマチ性疾患というのは、約100種類もあるのですが、そのなかでも多いのが関節リウマチです。現在、日本にはおよそ60万人の患者さんがいると推定されています。

主な症状は手足の関節が炎症を起こして痛んだり、変形してしまうことです。初期症状は朝起きたときに、とくに手の指の関節の動きが鈍くなることがあり、また指がこわばったり、腫れたりすることもあります。一般に炎症は手の指や手首から全身に広がっていきます。

人によっては、この炎症が膝から始まることもあり、膝の痛みでリウマチに気づくことも少なくありません。

原因は、ウイルスや細菌などから本来なら体を守る役目をする免疫が、逆に体を攻撃してしまう自己免疫の疾患です。

最も典型的な症状は、朝のこわばり、関節の腫れ・痛みです。

特に手の指の第2・第3関節、手首・足首、足の指の腫れがあれば、それも1カ所だけでなく2カ所以上あれば、リウマチの可能性がかなり高いといえます。

ただし、これらの典型的な所見以外にも、痛いところが変化する、重だるい、膝に水がたまるのを繰り返すなど、いろいろなタイプの症状の現われ方があるので、注意が必要です。

関節リウマチが起こりやすい関節

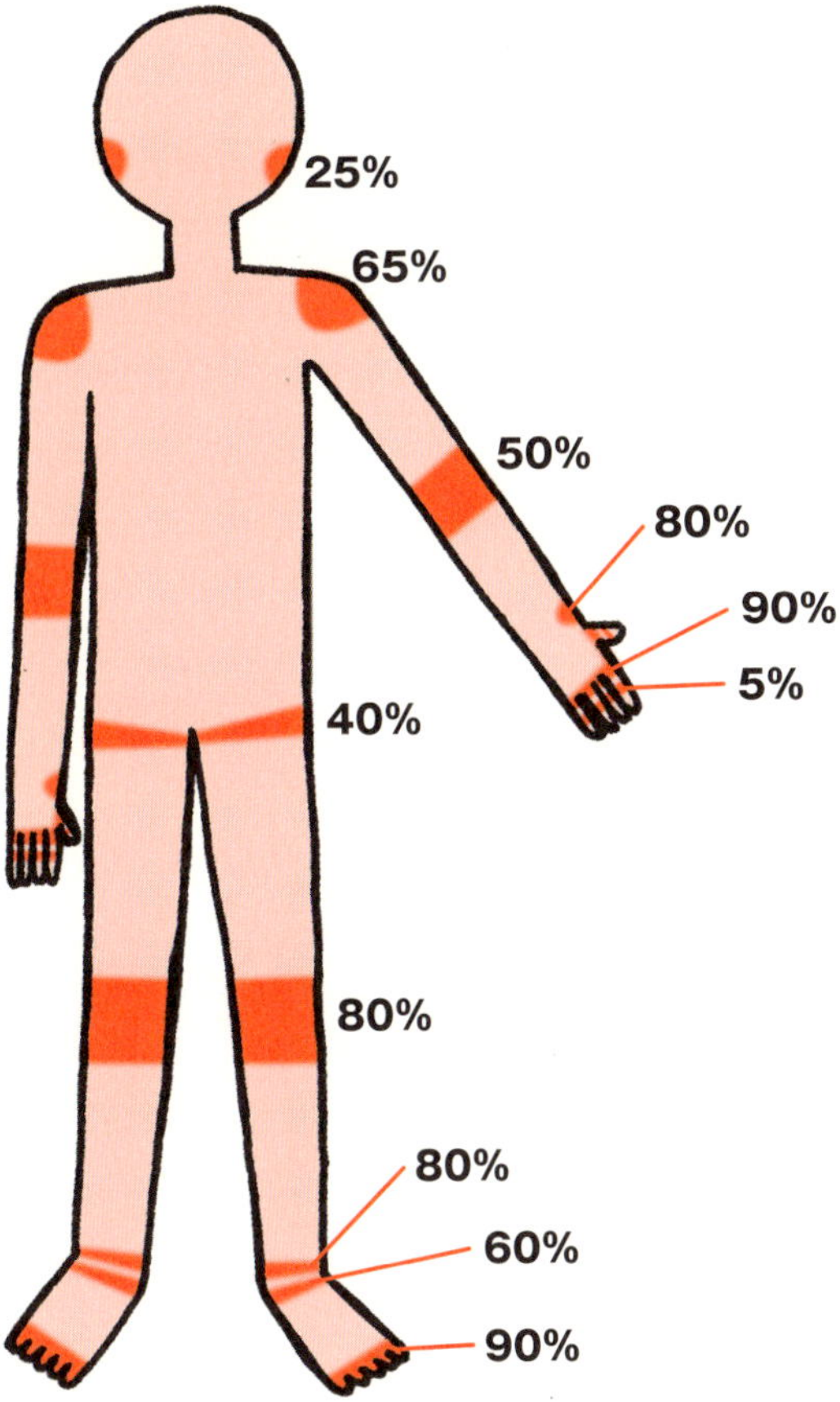

関節リウマチは手足の関節に炎症を起こすが、初期症状としては手や指などの小さな関節から始まって、左右対称に現われ、腫れて痛むのが特徴。また、背骨の関節には起きないが、首の関節（頚椎）には起こることもある。

代表的な膝痛の種類と症状

生活習慣病の痛風・変形性膝関節症と合併しやすい「偽痛風」

関節内に結晶がたまり、強い痛みがある

働き盛りの年代の男性に多く見られる疾患のなかに「痛風」があります。痛風は足の親指の付け根に激しい痛みが起こることで知られていますが、よく似た症状が現われる「偽痛風」も膝の痛みの代表的な原因のひとつです。

その痛みが「がんがん」「ぎりぎり」といったかなり強いもので、局所に腫れや発熱をともない、関節が動かしにくくなります。また、膝だけではなく、手の関節や肘、足首などに出る場合や、複数の関節に多発的に出る場合もあります。

痛風も偽痛風も痛みの原因は足の指や膝などの関節に結晶がたまるためです。

痛風は尿酸値が高くなるが、偽痛風の尿酸値は正常範囲内

関節が痛むという点では似ていますが、痛風は先天的にある種の酵素の働きが弱い人（ほとんど男性）に尿酸塩の結晶が引き金となって起こります。一度でも発作を起こした人は食生活に気をつけましょう。

血液中の尿酸値が高い状態が続くと、溶けきれない尿酸が結晶化して、関節に沈着してしまいます。この結晶が剥がれ落ち、そこに白血球が集まってくると、炎症が起こって激しく痛むのです。

一方、偽痛風はピロリン酸カルシウムという物質が誘発し、痛みのある関節炎を間欠的

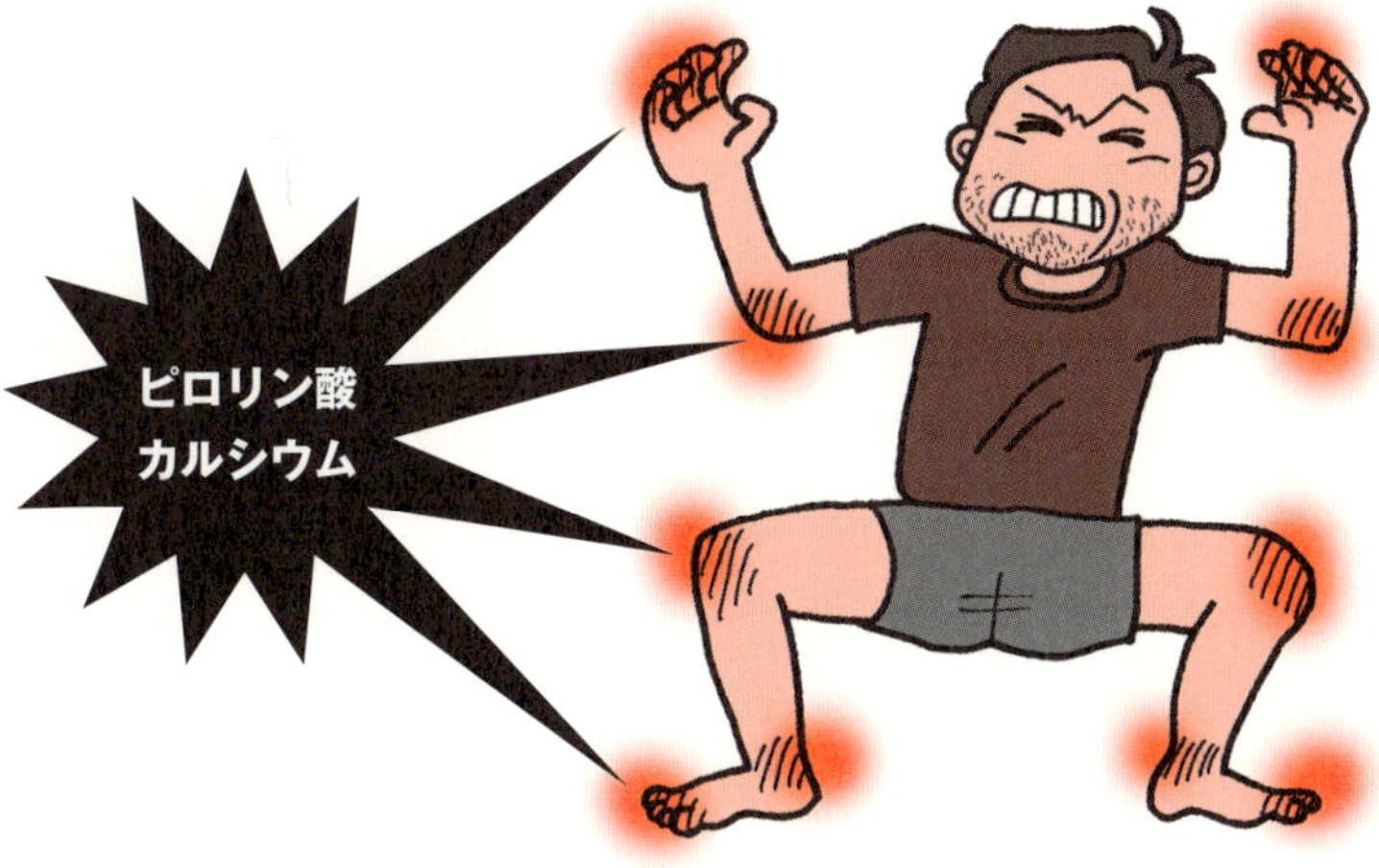

に起こします。これは、痛風とおなじように、沈着したピロリン酸カルシウムの結晶が剥がれ落ちることで、炎症を起こしてしまうためです。なぜピロリン酸カルシウムが生成され、炎症を起こすのかはわかっていません。

ですから、痛風の人は尿酸値が高いのですが、偽痛風の人の尿酸値は正常範囲内なのです。そして、通常、高齢者に起こりますが、20代で発症することもあります。男女の差はありません。

そして、腎障害などをともなうことがある痛風と違い、年に数回程度、一過性の関節症状にとどまるのが特徴ですが、比較的高い年齢の人に多く起こるので、変形性膝関節症との合併も起こしがちです。

長期的には、関節の石灰化が関節の老化を早める可能性があり、加齢とともに変形性膝関節症につながるケースがあるかもしれません。

代表的な膝痛の種類と症状

「離断性骨軟骨炎」からくる膝の激痛

悪化すると、ネズミのように動きまわる軟骨の小片が障害を引き起こす

子供は大人のミニチュアではなく、構造や機能が異なります。

手足の長い骨は中心部分が空洞になったパイプ状の構造で長管骨といわれます。両端の膨らんだ部分を骨端、中央のパイプの部分を骨幹と呼びます。骨端は木の新芽に相当する部分で、骨端核、骨端線、骨幹端から構成されています。木の新芽とおなじように、骨端も柔らかくて傷つきやすいのです。

この部分に起こる障害は「骨端症」と呼ばれ、10歳以上の学童のスポーツ障害の大半を占めます。

そのなかでも離断性骨軟骨炎は骨端症の代表で、スポーツや外傷などで骨端核を栄養する血流が途絶え、骨が死んでしまったことによって生じます。安静にして待っていると骨は蘇ってきますが、スポーツを続けると関節表面の軟骨が崩れて離断してしまいます。

道路のアスファルトが残って地中に穴が空いた状態を想像してください。離断するときに炎症が生じて関節に水がたまり、腫れて、痛むのです。関節軟骨が骨といっしょに離断すると、遊離体を形成したり、関節面の変形をきたしたりして関節が曲げ伸ばしできなくなります。遊離体は表面を軟骨で覆われ白い塊で、中心部分が骨のこともあれば、軟骨だけのこともあります。

摘出手術の際に関節内をあっちに転がり、

離断性骨軟骨炎

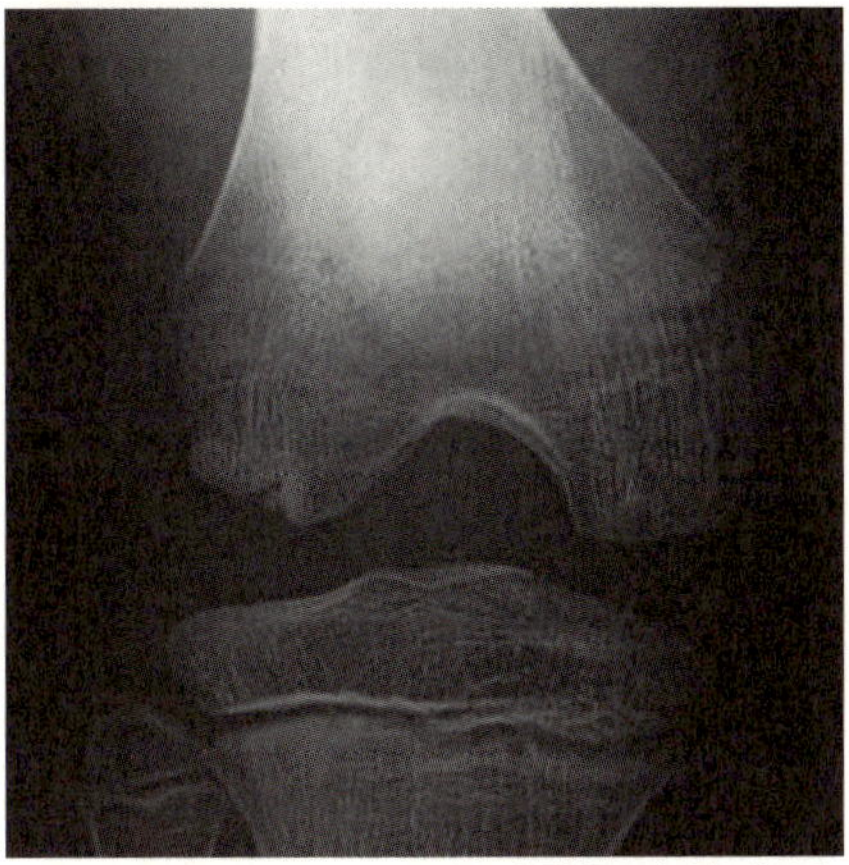

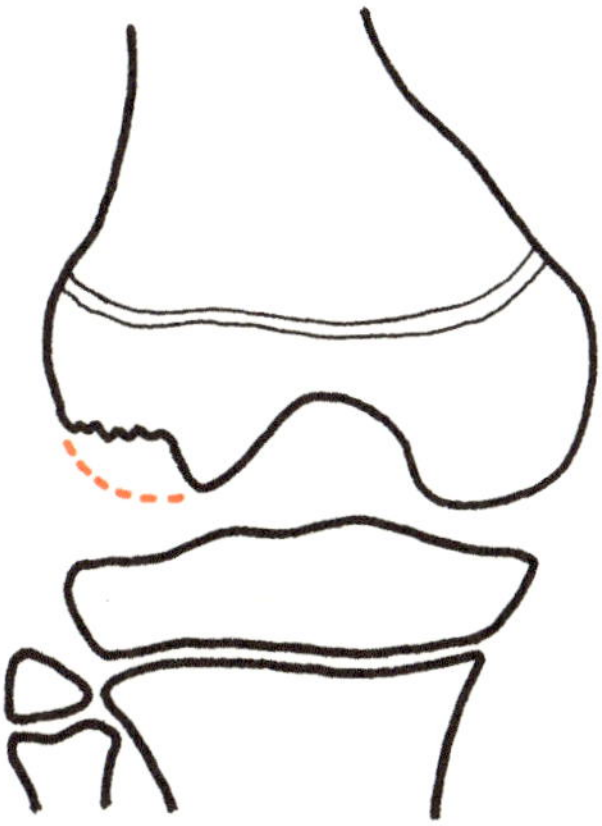

11才男子の右膝（体操）

こっちに転がり逃げまわるので「関節ネズミ」ともいわれます。時に関節の隙間に挟まり、痛みを生じたり曲げ伸ばしができなくなります。ちょうど小さな石ころが靴のなかに入り痛みを生じるのと似ていて、石ころの居所がよければ痛みを出しません。

離断性骨軟骨炎は膝だけでなく、肘や足関節にも発症します。痛みやひっかかり感があれば関節鏡での摘出手術が勧められます。遊離体があれば必ず症状を出すというものではなく、無症状のことも少なくありません。症状を出すかどうかは大きさ（直径と厚み）と可動性によります。2〜3ミリメートルぐらいの大きさが関節の隙間に入りこみ症状を出しやすく、処置の対象となります。

遊離体は滑膜にひっつき栄養をもらって成長することがあり、梅干しの種くらいの大きさにまでなることもあります。数も普通は2、3個くらいまでですが、なかには数十個も詰まっていることもあります。

細菌が炎症を起こし、軟骨や骨を破壊する「化膿性関節炎」

関節が腫れて、激しく痛む

細菌が関節のなかに入りこんで炎症を起こす疾患もあります。原因となる菌は主に黄色ブドウ球菌です。この黄色ブドウ球菌とは、どこにでもいる常在菌ですが、軟骨や骨を破壊していってしまうのです。

皮膚の常在菌や結核菌の感染の場合、黄色ブドウ球菌ほど激しい症状はありませんが、診断や治療が困難なことが多く、さらに最近、抗生剤が効かない耐性菌による感染も増えています。

化膿性関節炎は血流によって運ばれ、発症することもあり、発熱も見られますが、急性的に発生するものもあれば、慢性的に経過するものもあります。

また、人工関節などの関節の手術後に起こることもあります。

あるいは糖尿病などの疾患やある種の薬によって免疫力が低下しているときにも起こりやすくなります。

症状は関節に熱をもって、赤く腫れ上がります。非常に強い痛みをともない、この状況が続くと関節近くの骨が破壊されてしまう場合もあります。

膝の痛みや腫れだけではなく、発熱や全身倦怠感、食欲不振といった全身症状が現われることもあります。

化膿性関節炎は、できるだけ早期に治療を行なう必要があります。

03

代表的な膝痛の種類と症状

スポーツによって起こる膝の痛み

スポーツから起こる膝の痛みは中高年にも増えている

スポーツで怪我をしたり、膝への負担が大きくなり、障害を起こしてしまうのは若い世代の人たちに多いものですが、最近では中高年にも少なくありません。

スポーツを楽しむ中高年が増えているからで、スポーツに親しむことはとてもよいことなのですが、無理は禁物です。

年齢を重ねると、軟骨などの弾力はどうしても低下してしまいますから、急な動きやおなじ動きを繰り返すといったことが負担になってしまうのです。

痛みがあったり、体調が悪いといったときは休む、ウォーミングアップをするなど、年齢とコンディションを見極めて続けることをお勧めします。

スポーツによる膝痛の原因は大きくふたつに分けられる

ひとつはジャンプや着地、急な方向転換などで膝に外傷的な傷害を起こす靭帯損傷や半月板損傷、膝蓋骨脱臼などです。

そして、もうひとつはランニングやジャンプなど同じ動作を持続して行なうことによって、膝関節の障害を起こすことがあります。走りすぎで起こるランナー膝、ジャンプのしすぎで起こるジャンパー膝、成長期の子供に多いオスグッド・シュラッター病などがこれにあてはまります。

代表的な膝痛の種類と症状

スポーツによる半月板損傷

外からの衝撃でダメージを受けた半月板損傷による痛み

膝関節は外から触ってみてもわかるとおり複雑な構造で、外部からの衝撃には非常にもろいのです。

半月板は大腿骨と脛骨のあいだにあって、足から受ける負担を分散して衝撃やショックを吸収する作用と膝関節の安定性や円滑な運動をもたらす役割を担っています。

激しいスポーツをして、強い力が加わったり、ねじったりしたときに、半月板に亀裂が入ったり、切れてしまったりすることによって、痛みが発生します。

半月板損傷は、若年者ではスポーツ外傷によって発生することが多いのですが、高齢者では老化による半月板の変性から発生することがあります。

なかには、捻挫や打撲などのような軽い怪我で発生することもあります。

中高年の場合、半月板損傷を起こすと、変形性膝関節症に移行してしまいます。

小児の場合は円板状半月損傷としてよく認められます。

円板状半月損傷は先天的な形態異常で、そのほとんどが外側に発生します。円板状半月は、正常の半月板より厚く大きいため、常に大腿骨と脛骨のあいだに挟まれていて衝撃を受け、壊れやすい状態にあります。このため、軽い衝撃でも簡単に損傷を受けてしまうことがあります。

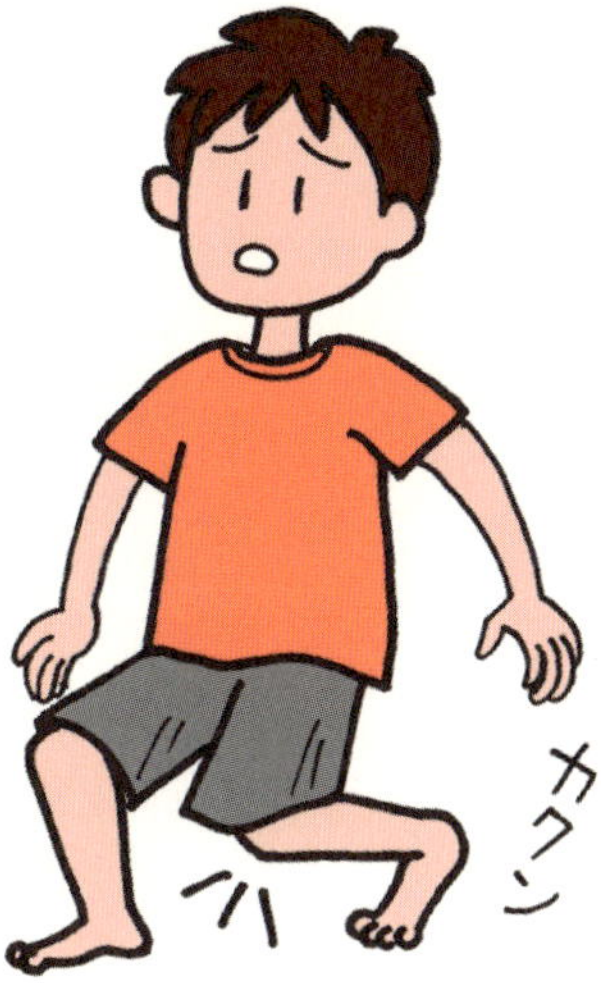

膝くずれ

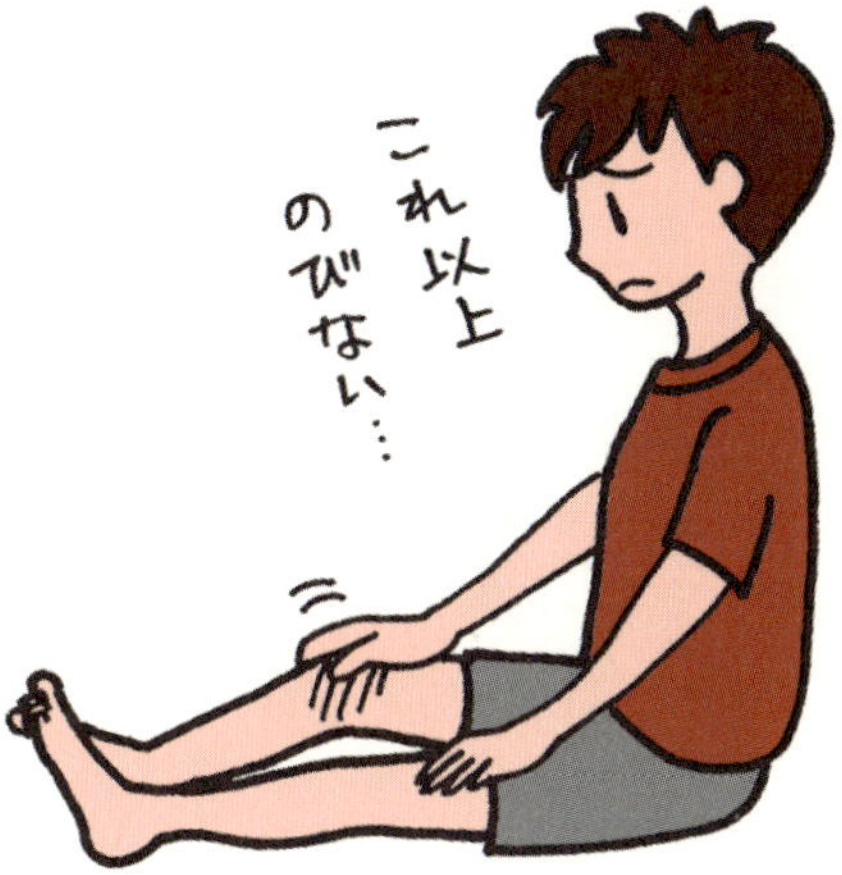

ロッキング

半月板損傷で見られる「膝くずれ」と「ロッキング」

半月板損傷には主に次のような症状があります。

ひとつは階段を下りるときや、普通に歩いているとき、がくんと膝がくずれてしまう**膝くずれ**です。

ふたつめは膝をまっすぐに伸ばすことができない**ロッキング**。これは、断裂した半月板が関節のあいだに挟まってしまい、動きにくくなって膝を伸ばすことが困難になる状態です。

そして、階段昇降や正座、横座り、蹲踞《そんきょ》の姿勢などのように、膝を深く曲げ、膝に体重がかかった状態になると、痛みがともないます。

半月板損傷は慢性化すると、運動時の痛みや関節のなかに水がたまるという症状を繰り返すようになってしまいます。

代表的な膝痛の種類と症状

走りすぎやジャンプで起こる「ジャンパー膝」「ランナー膝」

ジャンパー膝（膝蓋腱炎）

ジャンパー膝は病名のとおりに、ジャンプをすると、膝蓋骨の上、または下に痛みを感じます。

バスケットボール、バレーボールなどのようにジャンプや着地動作を頻繁に行なうスポーツやサッカーをする選手に多く見られる障害です。

ジャンプやキック、急激なストップ動作を繰り返すスポーツ活動によって太ももの前の筋肉に負担がかかり、とくに膝蓋骨の上下の付着部に物理的ストレスによる炎症を起こした状態をさします。

その大半（60～70パーセント）は膝蓋骨（お皿）の下部の痛みで、この場合は膝蓋腱炎とも呼ばれます。

この痛みは運動時にひどくなり、安静にしていると軽減します。

この疾患の初期は、練習初めに少し痛いだけで、なんとかプレーできるので無理をして慢性化することが多いようです。また、中途半端な安静で練習に復帰すると、簡単に再発してしまうので、そういった意味でも、完治させるには時間がかかる疾患だといえます。

膝の使いすぎの代表 ランナー膝（腸脛靭帯炎）

「ランナー膝」とは、ジョギングやランニングのやりすぎが原因で膝が痛む病気の総称ですが、長距離ランナーに多いことから、そう

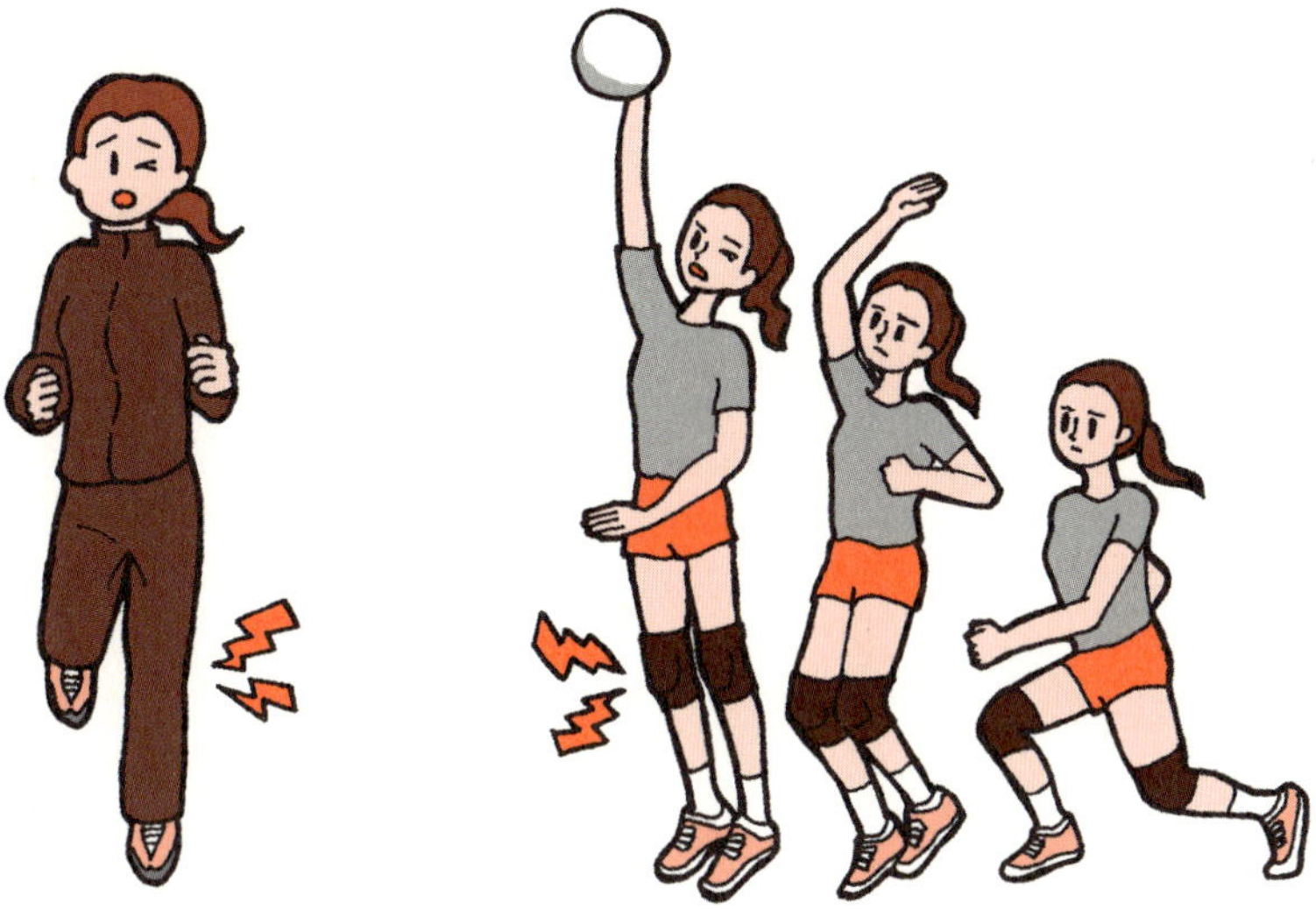

呼ばれます。

この障害の代表的なものは「腸脛靭帯炎」ですが、痛む部位は膝の外側で、運動中のほか、大腿骨の外側を圧すと痛みを感じます。しかし、可動域は制限されず、レントゲン検査をしても多くは異常を認めることがありません。

膝の外側には、骨盤から股関節と膝関節を経て脛骨外側に伸びる腸脛靭帯がありますが、この靭帯は大腿筋膜張筋という筋肉によって、緊張が保たれています。

膝の屈伸などが繰り返されることで、この腸脛靭帯と大腿骨外側の骨の膨らみの部分とがこすられ、炎症を起こすことが、痛みを引き起こす原因と考えられます。

その遠因としては走行距離の増加や不適切な歩幅や靴、路面傾斜などがあります。

ほかには、脚の内側が痛む「鵞足炎」がありますが、O脚には「腸脛靭帯炎」が多く、X脚には「鵞足炎」が多く見られます。

代表的な膝痛の種類と症状

サッカー選手にも多い「オスグッド・シュラッター病」

成長期に現われる代表的な障害 オスグッド・シュラッター病

小学校高学年から中学校にかけての成長期の子供が、積極的なスポーツ活動をしているうちに膝の前面（脛骨粗面部）に痛みや骨の隆起を訴えることがあります。

走る、ジャンプするなどの運動を激しくしている子どもに多く見られ、初めはスポーツをしているときにうずいたり、ずきずきしたりという痛みですが、ひどくなると、通常の歩行時にも痛みを訴えることもあります。

とくにサッカーのように、キック動作、ジャンプ、急激なストップ動作が要求されるスポーツでは負荷が繰り返しかけられるので、発症しやすいのです。バスケットボールやバレーボールの選手にもよく見られます。

膝を床についたり、階段を昇降するときに痛みがひどくなり、正座をすることができなくなることもあります。一方、安静にすると痛みは軽くなります。

これはオスグッド・シュラッター病と呼ばれる10代前半に好発する代表的な骨端症（成長期に起きる骨の病変）で、脛骨粗面の骨端軟骨に分離や遊離（骨が一部はがれること）が生じる障害です。

引っぱられた軟骨にストレスがかかり、剥がれたり、炎症を起こしたりする

膝を伸ばす動作は、大腿の前面にある大腿四頭筋が収縮して、脛骨結節が引っ張られて起こります。

オスグッド・シュラッター病

12才男子の左膝（捕手）

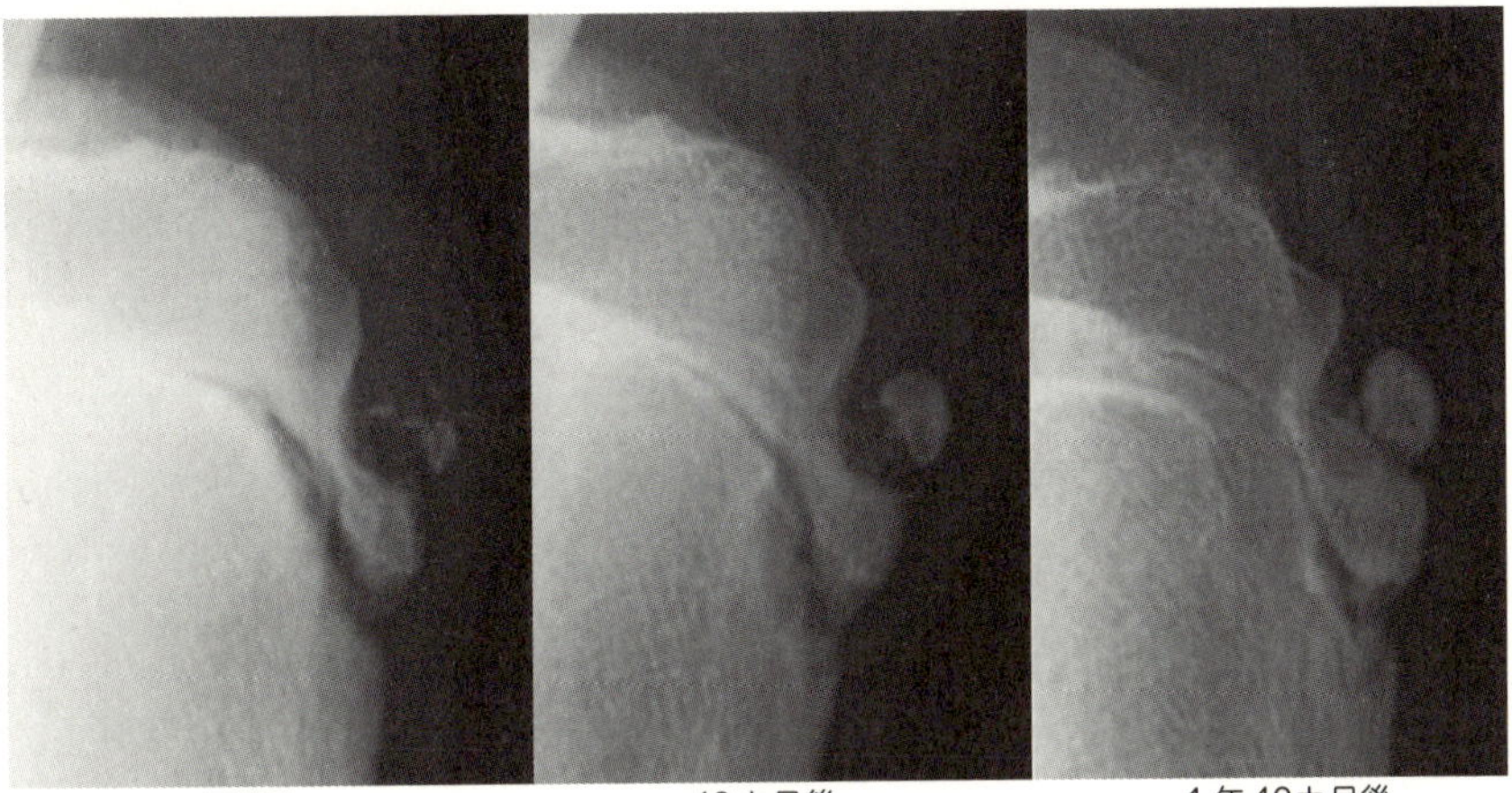

初診時　10カ月後　1年10カ月後

しかし、この部分は成長期ではまだ柔らかい軟骨の部分が多くて弱いため、スポーツなどで繰り返し引っ張られると骨や軟骨の一部が剥がれたり、骨化障害を起こしたりします。そして、炎症を起こしてしまいます。

これが、オスグッド・シュラッター病です（最初に発見した人の名前をとってつけられました）。

骨の成長と筋や腱の成長には差があり、また個人差もあります。骨の成長に筋や腱の成長が追いついていかないとき、骨や軟骨にはストレスがかかってしまいます。

ですから、発育途上の子供、とくに骨の成長が著しい子供には、発育に見合った運動量を考えなければなりません。痛みがひどいときには運動を中止し、ランニングやキック動作などの膝を伸展させる動きを控えます。

骨の成長が終わるころには、自然に治るものですが、重症にならないようコントロールすることが大切です。

PART 3

膝痛治療の最前線

変形性膝関節症の手術

手術を必要とする膝の故障と治療法

いつ、どんなとき、どんな人に手術が有効?

平均寿命が延びた我が国では、高齢化が進み、関節に悩みを抱える人が増えてきました。関節に問題が起こると、痛みがあるというだけでなく日常の生活にも必ず支障が出てきてしまいます。

しかし、同時に関節に関する治療法も一昔前と比べると、画期的に進歩してきました。特に人工関節については、各種の合金、摩耗の少ないプラスチックや形状の研究開発が進んだおかげで、より機能的で耐久性のすぐれたものとなりました。

また、内視鏡の進歩はめざましいものがあり、よりよい手術が行なわれるようになりました。

変形性膝関節症の場合、治療としては関節への負担を軽減させるための体重減量や生活様式の改善、温熱療法や筋力の強化・関節の動かせる範囲を大きくする訓練などのリハビリテーション、疼痛の軽減のための薬物療法や軟骨の保護治療、装具療法といったことを状態に応じて選択します。

そして、これらの保存療法を続けてみても改善が見られないときには手術による治療も考えなくてはなりません。

では、手術に踏み切る決め手はどのようなところにあるのでしょうか。

まず、変形性膝関節症の治療の基本は保存療法ですが、3~6カ月続けてみても、生活

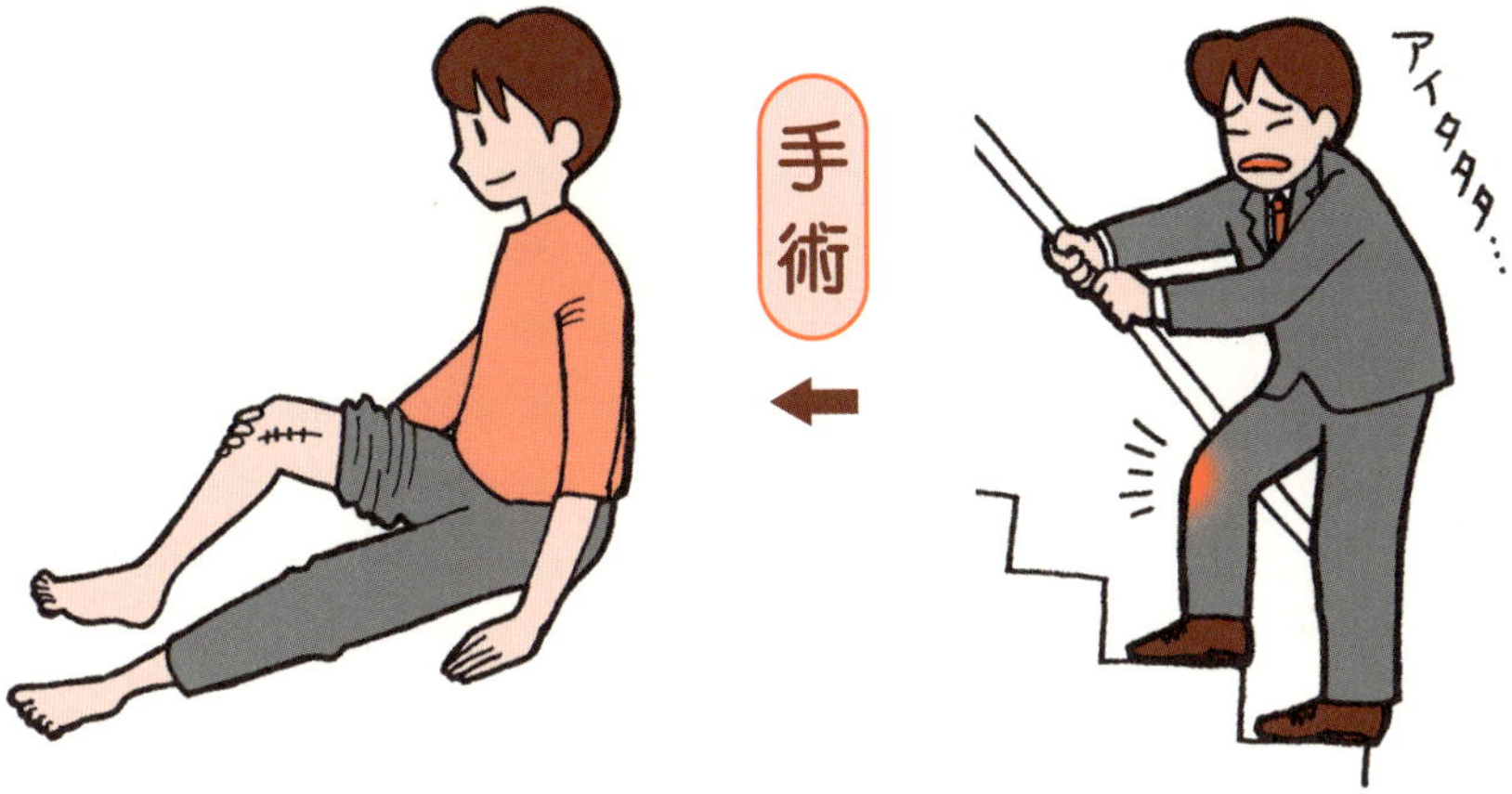

や仕事に大きな障害となる関節痛が治まらないなど、症状がよくならないときに手術を検討します。

変形性膝関節症の手術的治療

手術をする目的は痛みの原因を取り除くと同時に膝の機能を改善し、歩きやすくするというところにあります。したがって、関節の状態や年齢などによって、選択する方法はさまざまとなります。

主な手術法は次の4つです。

1. 関節内郭清術

関節鏡で関節内を観察しながら、軟骨や靭帯の状態を評価し、同時に滑膜切除や軟骨面の毛羽立ちをスムーズにするシェービングを行なったり、変形性膝関節症の原因となる損傷された半月板の処置を行ないます。

2. 高位脛骨骨切り術

脛骨の一部を切り、荷重軸を変更することによって健康な関節面で体重を受けられるようにします。多くは内反変形（O脚）を矯正し、体重を外側で受けられるようにします。

3. 人工関節置換術

膝関節を人工関節に置き換え、荷重軸を整えることによって痛みを取り、バランスをよくします。

4. 関節固定術

あまりにも関節の変形が激しく、しかも人工関節の適応が困難な場合は、関節のいちばん使いやすい肢位で固定する関節固定術を行ないます。この方法は関節を自由に動かすことができなくなりますので、重労働などに従事する人には適していますが、日常生活にも不自由なことが生じてきます。最近では他の手術が進歩したため、ごく限られた方に適応となります。

以上の4種類のうち、どの手術を選ぶかについては、それぞれの症状はもちろんのこと、生活や行動、仕事や年齢などによって違ってきます。

しかし、重症度によってある程度の目安をつけることはできます。

まず、第2章でも説明しているように、変形性膝関節症は初期の状態から4段階に分けて考えることができますが、軽度から中度の段階、つまり関節の問題が内側か外側のみといったようにひとつだけで、まだ変形が進んでいない時期ならば、関節内郭清術や高位脛骨骨切り術を行ない、重度になると、人工関節置換術や関節固定術を考えます。

関節鏡による関節内郭清術は検査の延長程度と考えてもよいでしょうが、人工関節置換術は最後の手段として、ほかに方法がないときに限って行ないます。

変形性膝関節症の手術

関節内を観察しながら行なう「関節内郭清術」

体への負担が少なく、日常生活への復帰も早い

現在では内視鏡の進歩とともに関節鏡を使って、膝関節に小さな孔をいくつか開けるだけで手術をすることが可能になりました。

こうした技術の進歩で手術による患者さんの体の負担は少なくなり、また、長期にわたる入院の必要もなくなってきています。それにともなって、日常生活への復帰も早くなりました。

関節鏡による手術は、回復が早いだけでなく、体への負担が少ないので、心臓病など、ほかの疾患をもつ人でもほとんど問題なく受けることができます。

手術の方法

手術は心電図検査や血液検査のあと、多くは全身麻酔または腰椎麻酔で行ないます。膝蓋骨の周囲に小さな孔を2～4カ所くらい開け、ひとつの孔に関節鏡を差しこみ、そこでモニターに映し出される関節のなかのようすを見ながら、ほかの孔から挿入した手術器具で処置が行なわれます。

変形性膝関節症では滑らかなはずの関節軟骨や半月板などに毛羽立ちがあったり、すり減ったりして、痛みの原因となっています。

関節内郭清術は、損傷した半月板や剥がれかけた関節軟骨を取り除いたりすることによって、関節内をきれいにするのです。

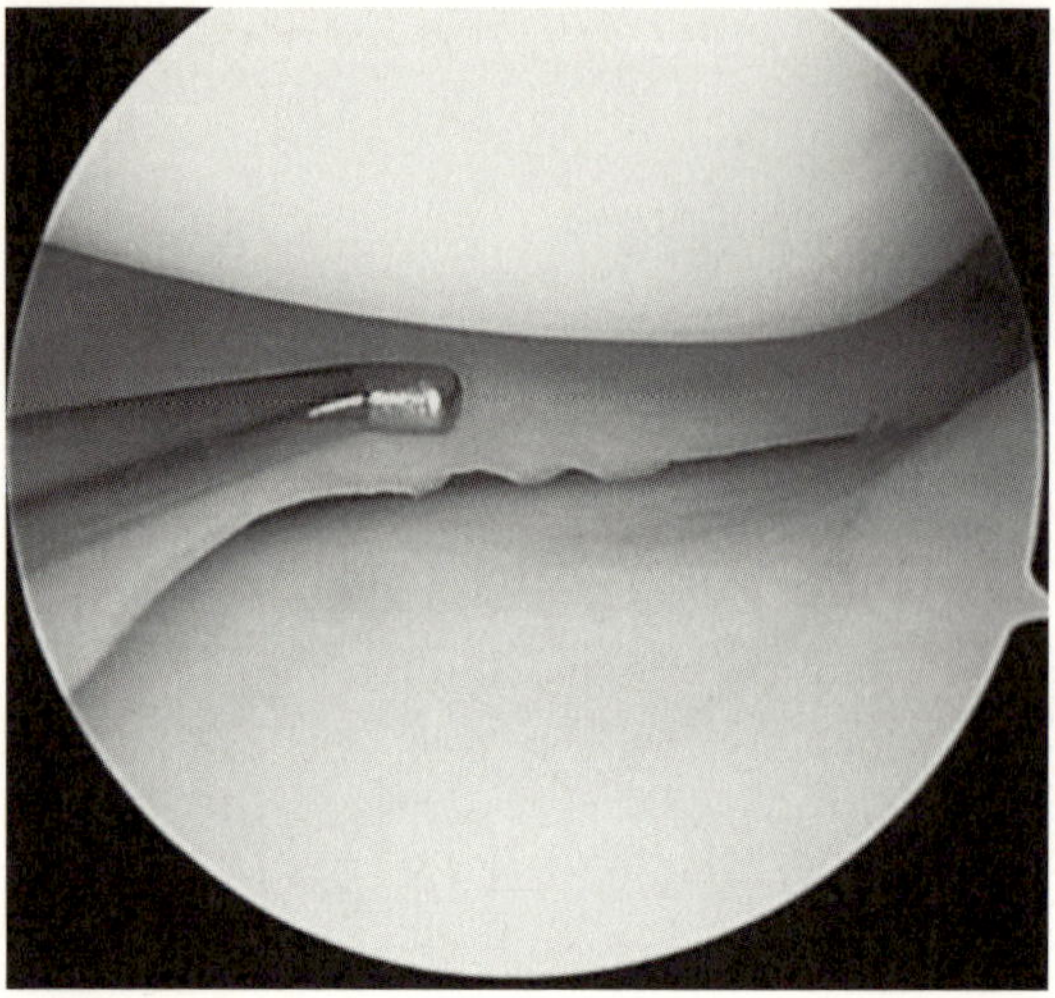
正常な膝の関節鏡所見

関節に水がたまりつづける場合や半月板の傷害がある場合にも、この方法で滑膜の切除や半月板の切除を同時に行なうことがあります。

手術自体は30分～1時間ほどで終わり、翌朝からはできる範囲で曲げ伸ばしをする、歩いてみるなど、積極的に動くようにします。

手術後も
膝の筋肉を鍛えることを忘れずに

関節内郭清術が比較的簡単な手術だとはいえ、術後すぐに膝の痛みがなくなるわけではありません。

あまり痛みのひどいときには「消炎鎮痛薬」を内服したり、一過性に生じた出血や関節液を穿刺することもあります。

3日～1週間くらいで退院し、2～3週間もすれば、日常生活は支障なく行なうことができるようになりますが、膝の違和感がとれ、スポーツや重労働に問題がなくなるまでには、人によって差はあるものの、2カ月くらいはかかるでしょう。

また、手術で痛みが取れても、経年的な関節の老化や変性を食い止める手術ではありませんので、数年後、同じ問題が起こることもあります。

関節内郭清術の対象となる膝の障害

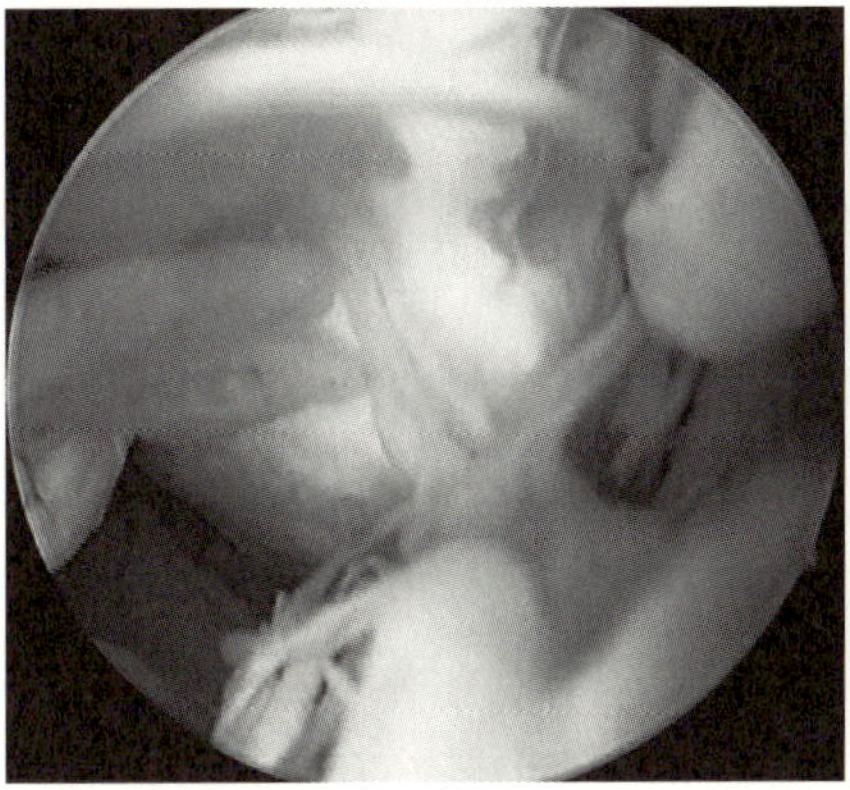

滑膜炎：関節内に滑膜の増生が見られる

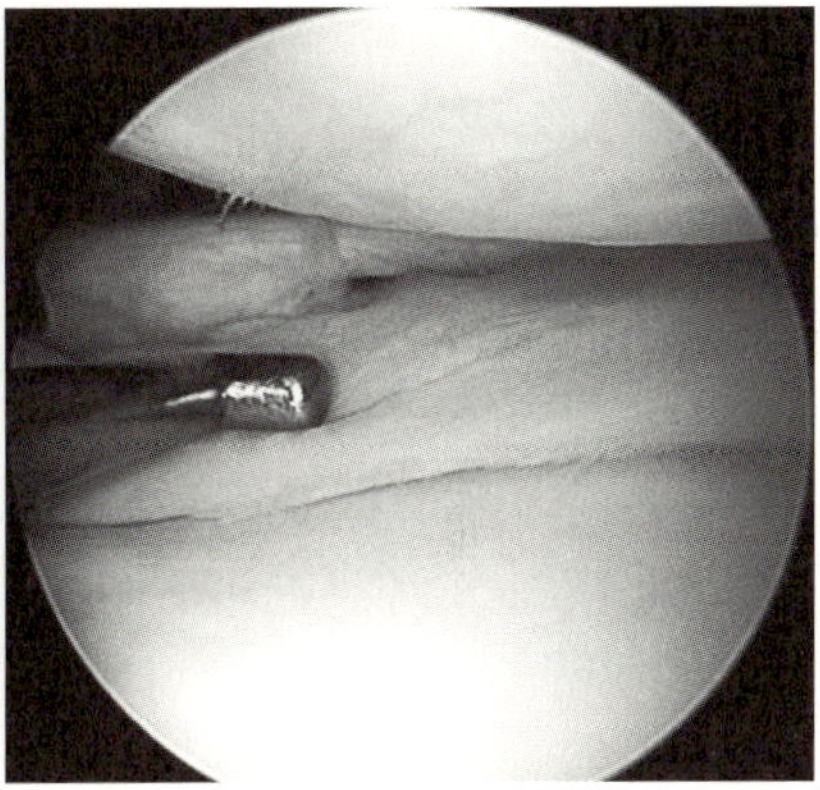

断裂した半月板

Aさん（45歳・男性・会社員）の場合

膝の痛みを覚え、他院にて関節注射などの処置を受けたが、
改善されず、来院

↓

MRIで検査の結果、半月板の断裂を認める

↓

関節鏡を使った半月板の切除を行ない、数日入院

↓

痛みはとれ、日常生活に支障のないところまで回復

変形性膝関節症の手術

体重のかかり方を変更する「高位脛骨骨切り術」

O脚を矯正し、膝にかかる負担のバランスを整える

高位脛骨骨切り術の大きな目的は、O脚によって起こる膝への負担を和らげるため、膝関節を矯正するところにあります。

前にも述べましたように、日本人はO脚の骨格をもつ人が多く、体重がかかる位置が内側に偏り、膝の関節面での負担も内側に偏って受けるケースが多いのです。

変形性膝関節症のほとんどは膝関節の内側の軟骨がすり減り、大腿骨と脛骨の隙間が狭くなっていますから、変形性膝関節症とO脚は悪循環を繰り返して、症状を悪化させてしまいます。そこで、O脚を矯正することで体重がかかる位置を外側に移動させ、比較的健常な膝の外側で体重を支えることができるようにして、痛みを軽くするのが高位脛骨骨切り術です。文字どおり、脛骨の一部を切り取って重心を外側に矯正します。

比較的若い人には人工関節置換術より高位脛骨骨切り術を行なう

高位脛骨骨切り術は自分自身の膝関節を生かした手術ですので、手術したあとも痛みの感覚や膝の曲げ伸ばしの感覚などは保たれています。感覚が残っているということは自分自身で膝への負担を軽減しようと自覚することができるということなのです。

また、現在、人工関節の耐用年数は15～20年くらいと考えられていますが、人工関節にした場合、再手術は難しくなることも多いの

で、若い人（65歳未満）には、高位脛骨骨切り術を選択することが多くなってきます。

この手術を受ける主な対象となる膝はアラインメント（大腿骨と脛骨が作る角度）が180度を超えており、外側の軟骨はまだ健康な場合です。

肥満、骨粗鬆症がある、高齢、体力がないといった人は、この手術を受けるかどうか、担当医とよく相談することをお勧めします。

FTA と手術の対象

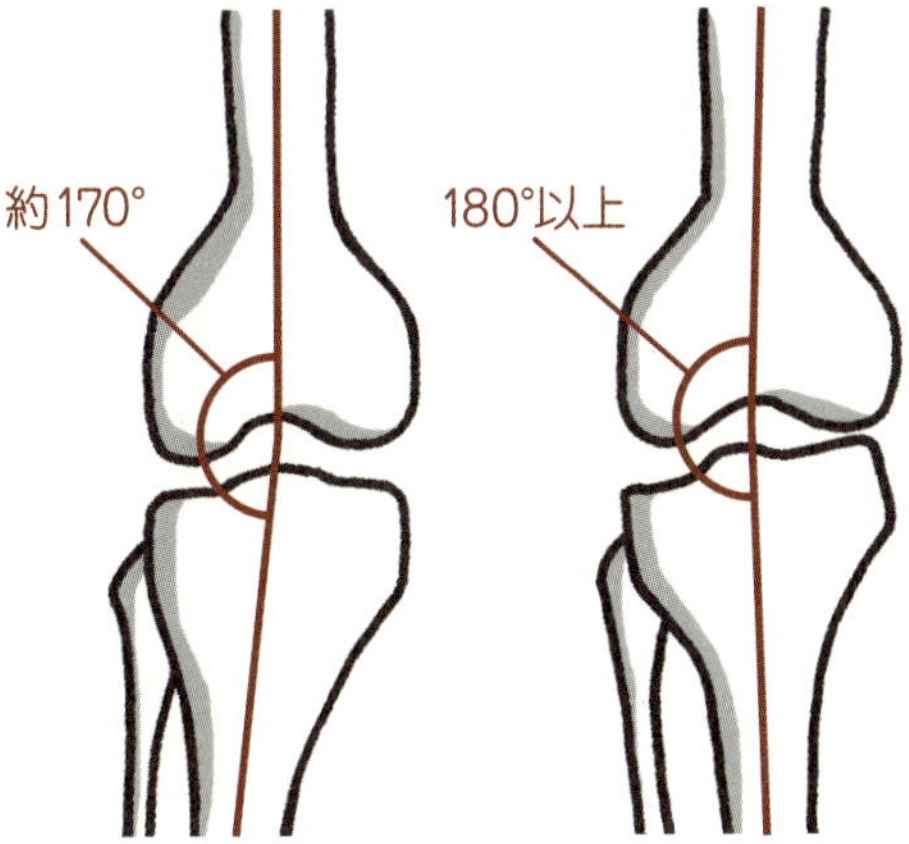

図は右膝。
大腿骨と脛骨がつくる脚の外側の角度が「FTA」

手術の方法

手術は全身麻酔か、腰椎麻酔で行ないます。

高位脛骨骨切り術には現在、クローズドウェッジ法とオープンウェッジ法という、ふたつの方法があります。

《クローズドウェッジ法》

外側から骨をクサビ状に切り取り断面を合わせて固定するもので、35年ほど前から行なわれています。

この方法で手術を行なうと、手術をした側の脚は手術前よりもわずかに短くなります。

手術時間は1～2時間くらいですが、骨切りした部分の骨が癒合するまでにはある程度の時間を要するため、リハビリを含め入院期間は6週間くらい必要です。

普段どおり生活できるようになるまでには3カ月～半年くらいの期間を要しますが、膝の痛みからは解放され、正座ができるようになったという方も多いようです。

《オープンウェッジ法》

最近行なわれるようになってきた手術法ですが、これは従来法とは逆に内側の骨を切って開き、そこにクサビを打ちこむように人工骨を充てんし、プレートで固定するというものです。充てんした人工骨は時間が経てば骨と一体化してきます。

この手術の場合は、クローズドウェッジ法とは逆に脛骨を切って広げた分、脚は手術前よりもわずかに長くなります。

オープンウェッジ法のほうが切除部分が少なくて体への負担は少なく、痛みも早くから治まってきますが、この手術はFTAが180〜190度くらいのO脚度が軽い人を対象にします。手術時間は1時間程度、入院期間は4週間くらいです。普段どおり歩けるようになるには3〜4カ月が必要です。

手術後は積極的にリハビリテーションを行なう

いずれの方法で手術をしても、大切なことは、できるだけ早い時期に足を動かすリハビリテーションを始めることです。

手術後、じっとしていると、血栓ができたり、関節が固まったり、筋肉が衰えてしまったりと、回復に支障を及ぼすような問題が出てきます。

麻酔から覚めたら、理学療法士の指導のもとで痛みの状態を見ながら、足首を動かす、大腿四頭筋を鍛えるなどのリハビリテーションを始めましょう。

そして、退院してからも脚の筋肉を鍛えるなどの保存療法を続けることが、悪化させないための最も大切な条件なのです。

手術後は定期的に検診を受け、骨の癒合状態がよいかどうかを調べます。そして、約1年後にはプレートを取り出す手術を行ないます。この手術自体は通常、腰椎麻酔で行ない15〜20分ほどで終わりますが、数日間は入院することが必要です。

高位脛骨骨切り術

【クローズドウェッジ法】

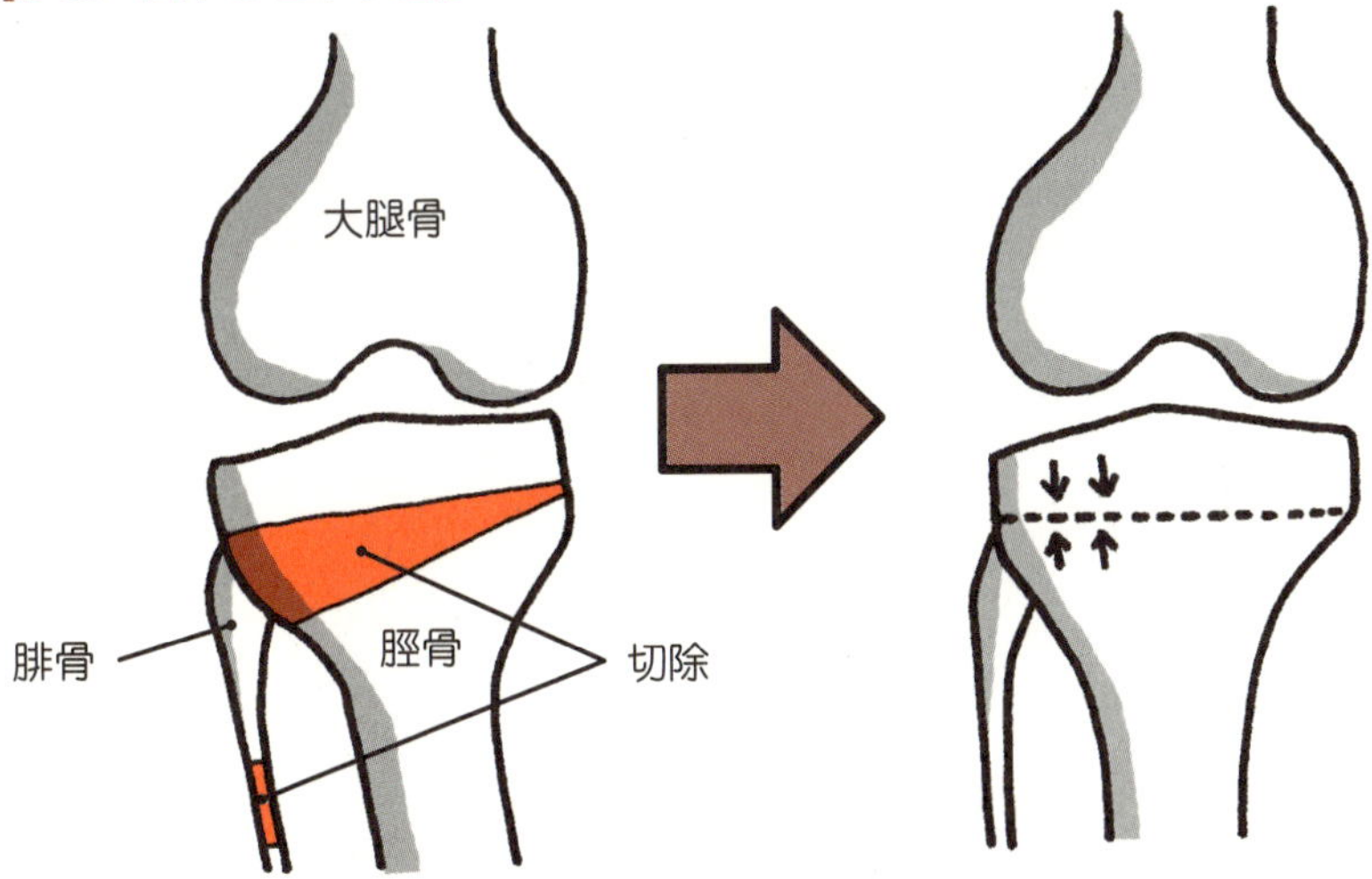

【オープンウェッジ法】

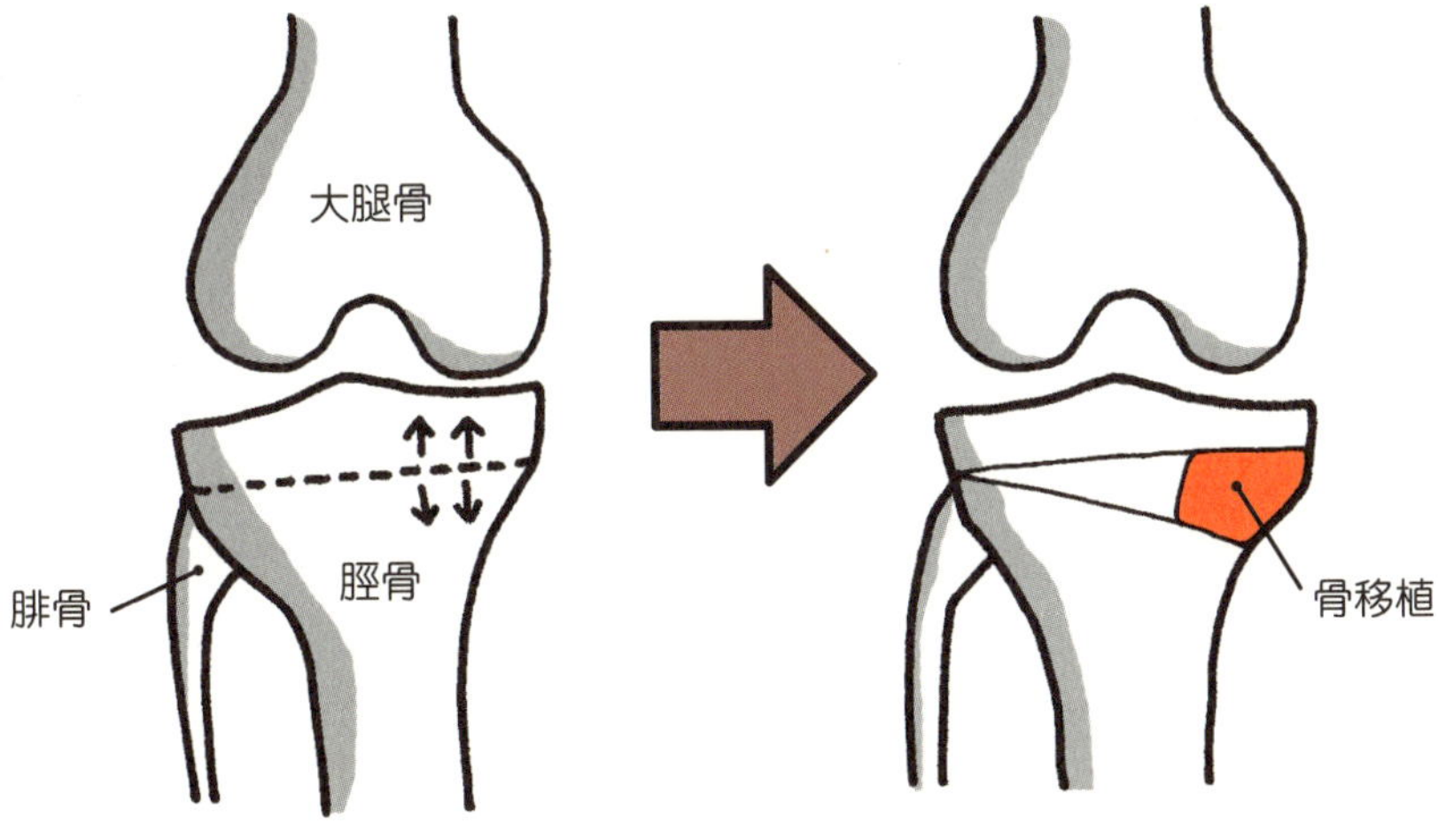

高位脛骨骨切り術の症例

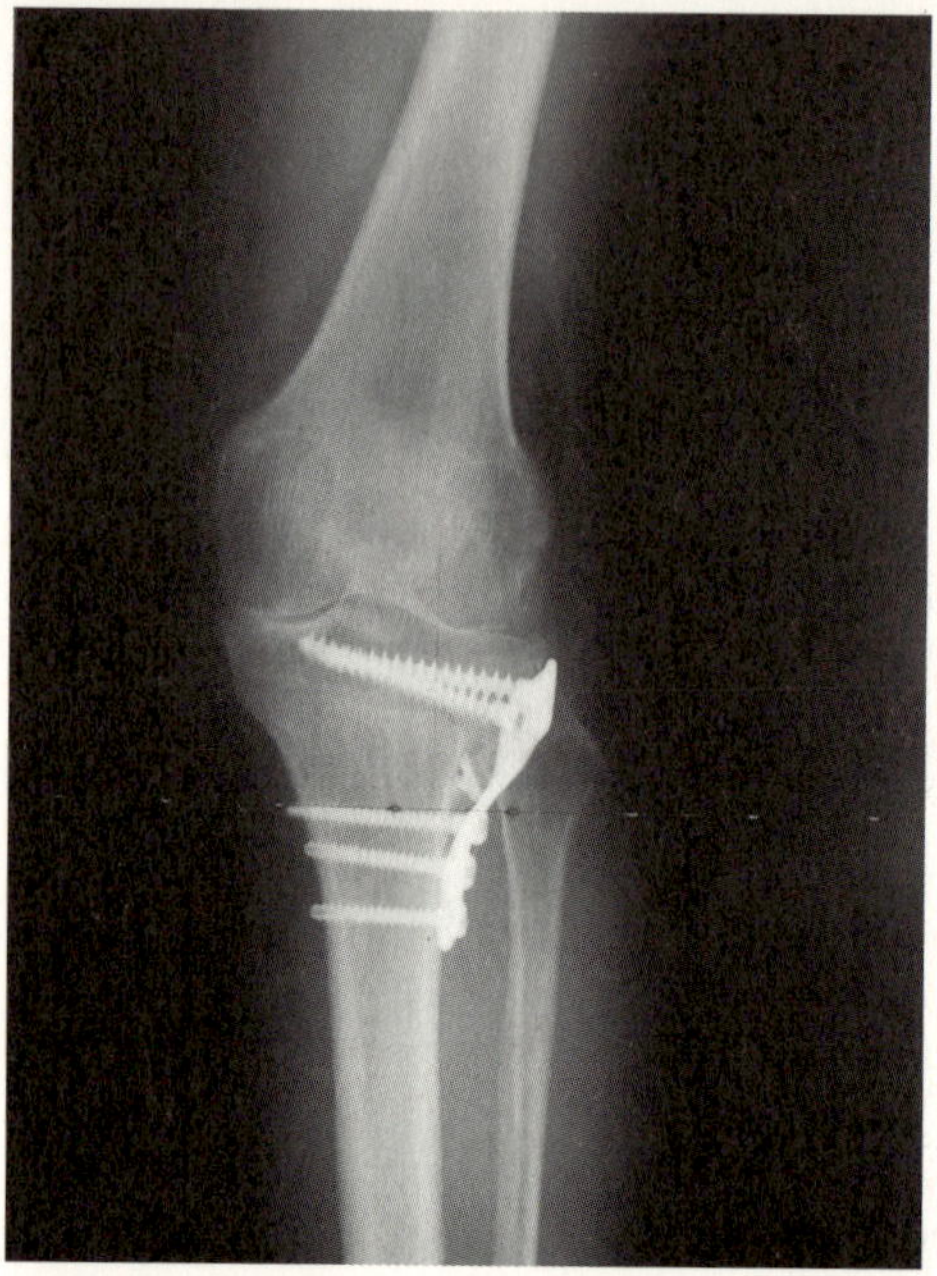

Bさん（56歳・女性・主婦）の場合

53歳より歩行時痛、階段を下りるときの痛みがあり、徐々に痛みが強くなる

↓

ヒアルロン酸注射を行なうが、症状は進行

↓

56歳で高位脛骨骨切り術を行なう。2カ月間の入院
術前の膝屈曲は120°だったが、術後は130°にやや改善

↓

痛みはなくなり、満足度は高い

変形性膝関節症の手術

重症の膝の痛みには「人工関節置換術」

膝関節を人工の関節に取り換える

変形性膝関節症のなかでも関節が著しく変形してしまった重症の場合や、慢性関節リウマチなどで膝の痛みがひどくなり、歩くこともままならなくなったり、生活動作にたいへん困るようになった場合、人工の関節を取りつける人工関節置換術が必要となります。

大腿骨と脛骨の関節面にぴったり合う金属の関節を取りつける方法です。

つまり、人工的に作られた関節に置き換えるのです。

人工関節に使われる金属は腐食しないコバルト合金、チタン合金などですが、軟骨部分には超高分子量ポリエチレンを使います。

金属とポリエチレンなど材質の異なったものを使うことによって、擦れて摩耗するという問題が解決されます。

人工関節置換術は変形性膝関節症のなかでは痛みを取る効果が最も高いものです。

現在、人工関節は一度入れれば、15〜20年はもつようになりました。

人工関節置換術に向く人と向かない人

変形性膝関節症の場合、痛みが強いなどの日常生活に支障がある人が人工関節置換術の対象となります。また、その耐用年数を考慮して一般的には65歳以上の人に向いています。

一方、重度の糖尿病や化膿性関節炎がある人は感染症の危険性が高いので、あまり向いていません。また、手術後のリハビリテーションを行なうことのできない認知症の人などにも向いていません。

水虫や虫歯などのある人も感染症を起こす心配がありますから、疾患は手術前に治しておきましょう。また血栓のできやすい人も手術のリスクは高いと考えなければなりません。

金属アレルギーのある人は事前に申告が必要で、アレルギーテストを行ない、場合によって手術ができません。

手術の進め方

手術は全身麻酔か腰椎麻酔で、膝を15センチメートルほど切開し、大腿骨と脛骨の先端を削って、そこに合金製の部品を固定してから、関節軟骨のかわりとなる高分子量ポリエチレン製の部品を装着します。

最近ではMISといって10センチメートルほどの切開ですむ手術も増えています。

人工関節置換術は他の手術と比べて手術による出血が多いので、輸血が必要となる場合も少なくありません。輸血には手術前に自分自身の血液を貯血する方法や手術後の出血を回収し、再び輸血する方法もあります（自己血輸血）。

手術自体は1〜2時間くらいですが、退院までには3〜5週間くらいが必要です。

手術後に最も気をつけなければならないことは合併症です。人工関節には細菌などが感染しやすく、体の別の部分の傷から入った細菌に感染するということがあります。

手術後の膝の痛み、腫れ、発熱などは感染症が疑われますから、退院後でも、症状が出たときには担当医に連絡をしてください。

手術後のリハビリテーション

手術の翌日にはベッドの上で、筋力強化と可動域のリハビリテーションを始め、2日めには車椅子での移動もできるようになります。数日後には訓練室で歩く練習も始め、歩行器

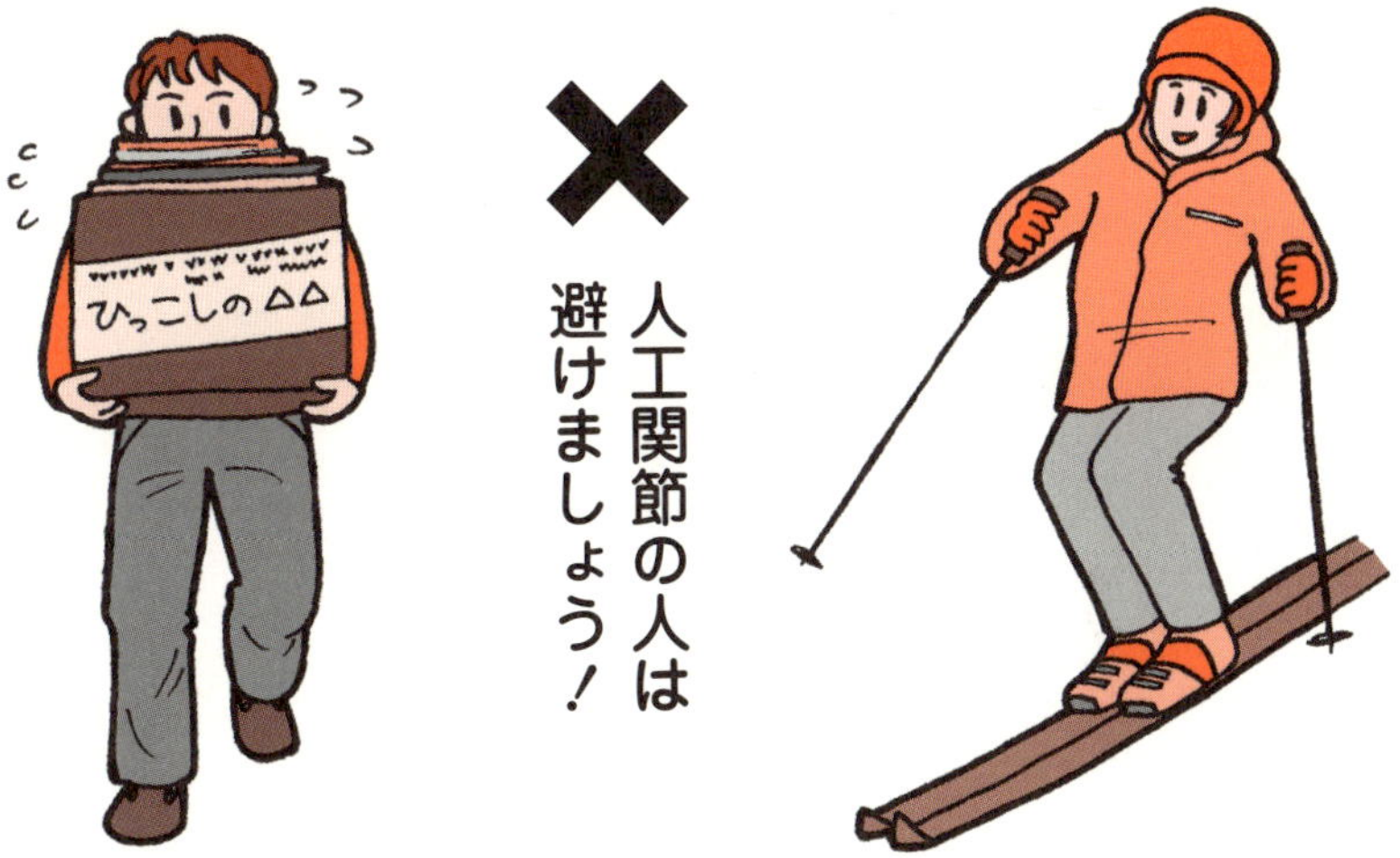

重い荷物運び

スキー

や松葉杖を使った歩行訓練へと進みます。

退院のときには立って歩け、手すりを使って階段の上り下りができるくらいまで回復していますが、その後も膝の診察やエックス線検査によって、膝の状態を調べますから、定期的に通院する必要があります。

膝に負担がかかることや激しいスポーツは避けて

日常生活では感染症のほか、転倒しないように充分に気をつけてください。

人工関節を取りつけたからといって、ジョギングやスキーなどの激しいスポーツはおすすめできません。また、重い荷物を持っての移動も控えるようにしましょう。関節のゆるみや破損が心配されるからです。

ゴルフや水泳、トレッキングなど、比較的負担の少ないスポーツであれば、続けてもかまいません。大腿四頭筋を鍛えるなど、膝の機能を改善し、筋力をつける運動療法は退院後も日課として続けましょう。

人工関節置換術後の対象となる膝の障害

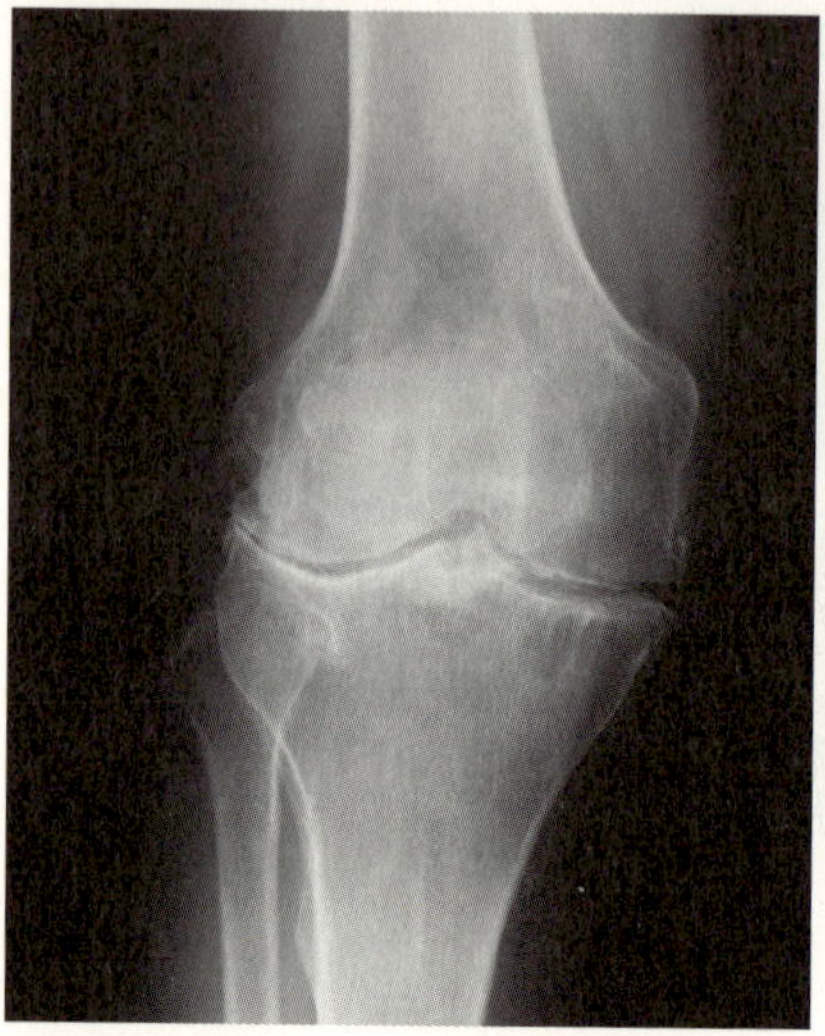

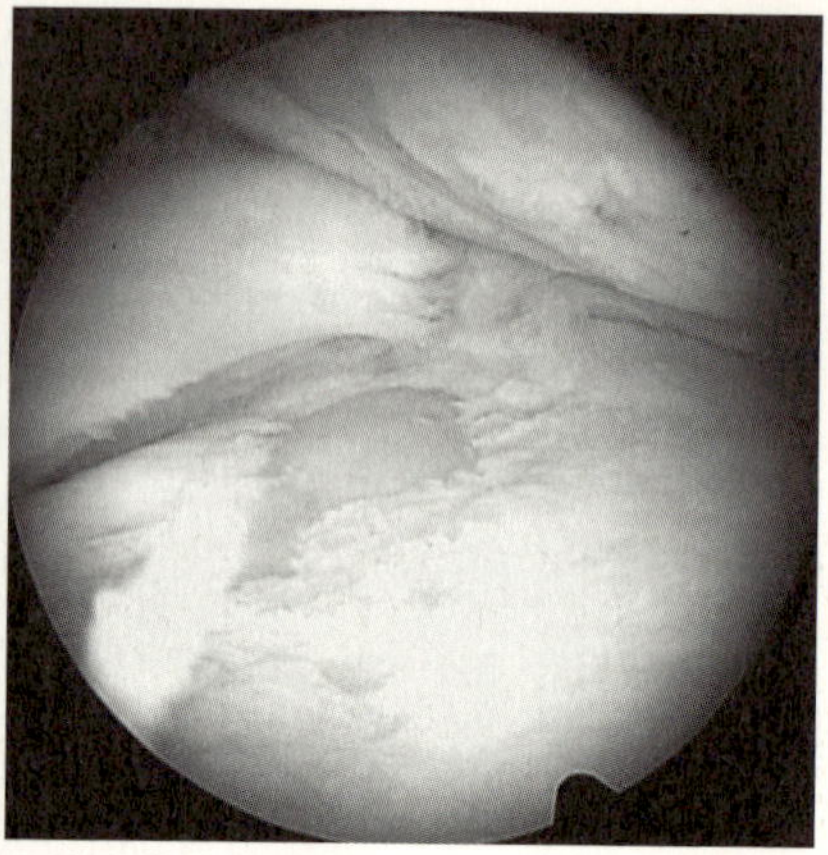

▲すり減った関節軟骨

◀軟骨や半月板はほとんどなくなり、
骨と骨が直接こすれあう状態

人工関節置換術の方法

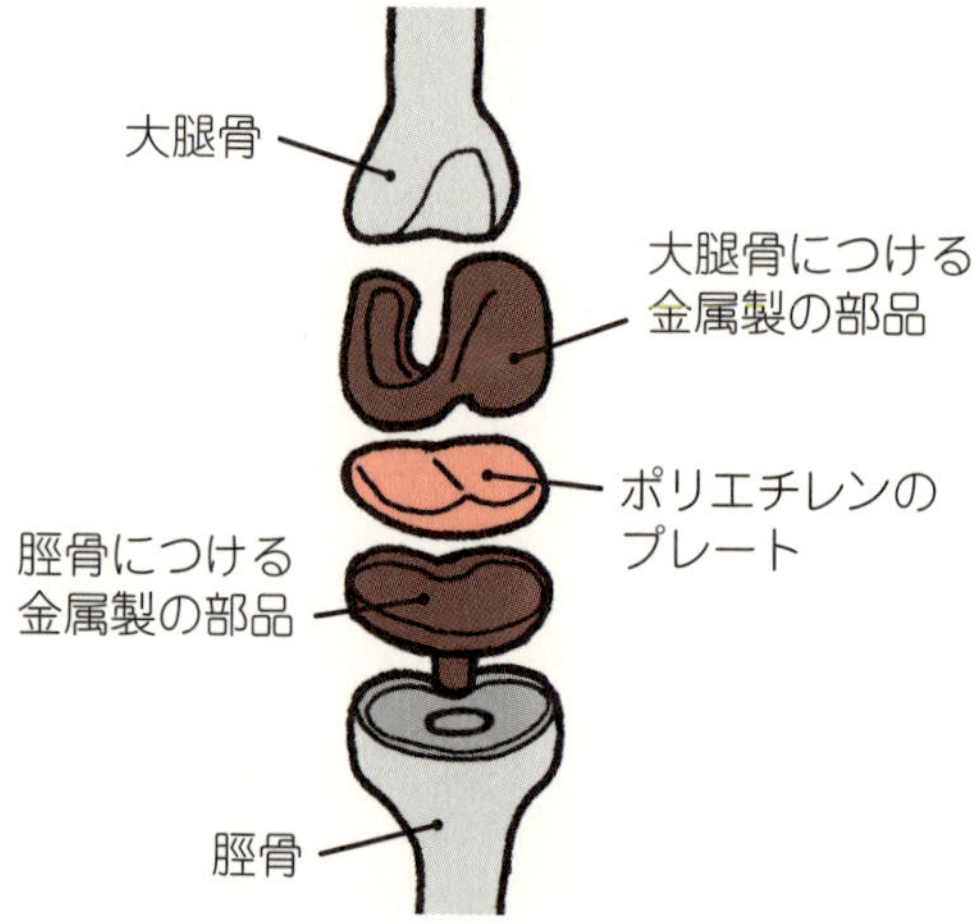

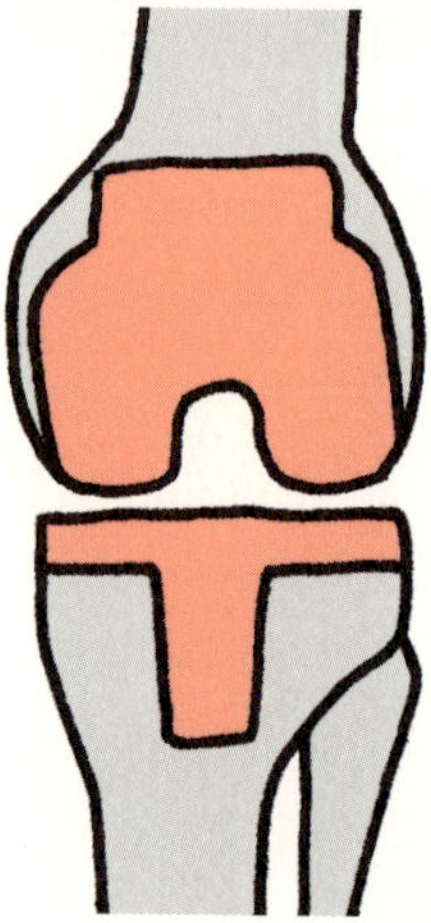

人工関節置換術後の膝

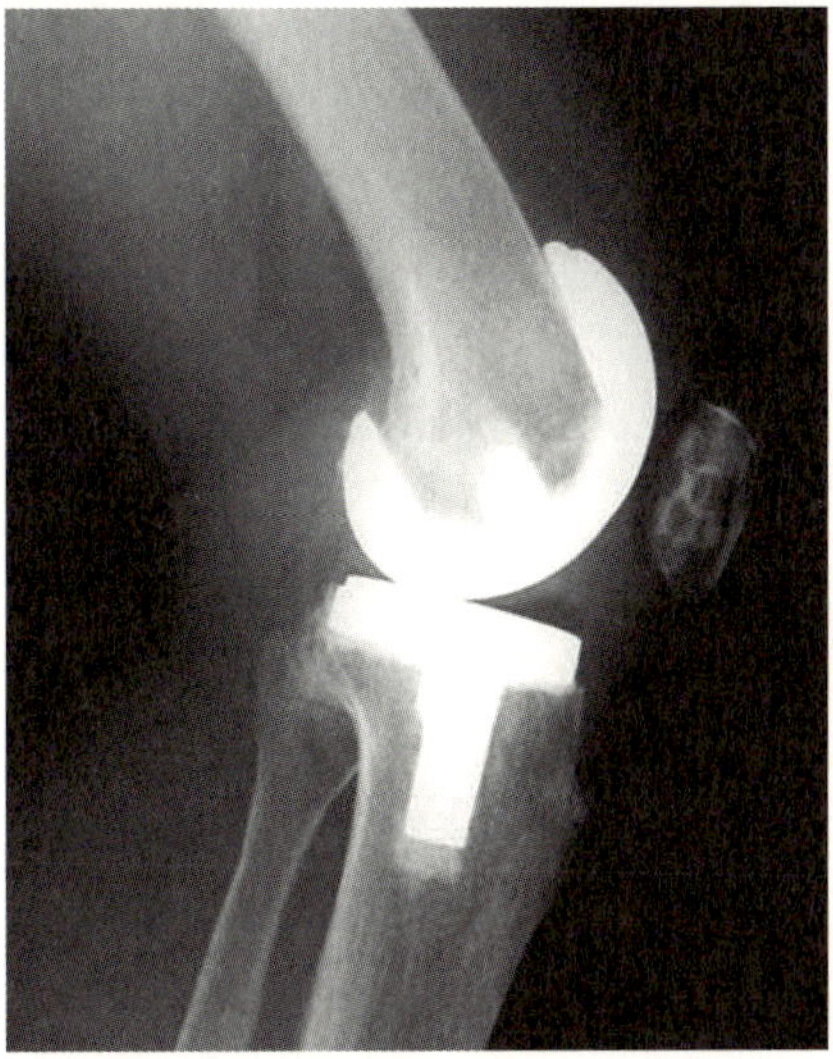

◀白く見える部分が人工関節

Cさん（74歳・男性・会社役員）の場合

10年前より膝の痛みが出現。階段の上り下りや立ち上がりに痛みがあり、徐々に増悪。膝のO脚も目立つようになる

↓

数年前からいくつかの医療機関で注射や内服薬、湿布などの治療を受けたが、痛みは強くなるばかりで、杖に頼らないと歩行困難になる

↓

1年間、関節洗浄やヒアルロン酸の注射を行なったが、生活の支障はさほど改善されない

↓

人工関節置換術に踏み切る。歩行時の疼痛は解消

術前の膝関節可動域は屈曲120°伸展－30°でまっすぐ伸びない状態。術後、屈曲100°伸展－10°

↓

以前の仕事にも復帰でき、満足度は高い

変形性膝関節症の手術

膝関節の変形がひどいときには「関節固定術」

固定することで痛みは和らぐが生活面での不自由さが残る

あまりにも関節の変形がひどく、痛みも強く、ほかに方法がないといったときには関節固定術を行ないます。また、膝関節に大きな負担がかかる職業の人でほかの関節に障害のない場合、あるいは感染症のあとなどにも選択されることのある方法です。

関節固定術は膝にかぎらず、股関節をはじめ、肩、膝、脚、指といろいろな関節の問題に対処するひとつの方法ですが、関節本来の動きを助けるものではありません。

関節固定術は関節をいちばん使いやすい位置で固定するという方法ですので、手術を行なうと、健康なときの状態とはかなり違ってきてしまいます。

関節固定術のいちばんの目的は、関節を固定することによって痛みをなくすことにあるのです。

ですから、術後は痛みはなくなるものの、関節が固定されることによる不便さが残ることは否めません。日常生活にも不自由さが生じてくるでしょう。

以上のようなことから、現在では関節固定術を変形性膝関節症の患者さんに行なうことは少なくなってきています。

むしろ、主に手指や手首、足首など動かなくなっても差し障りの少ない関節に対して行なわれます。

関節固定術

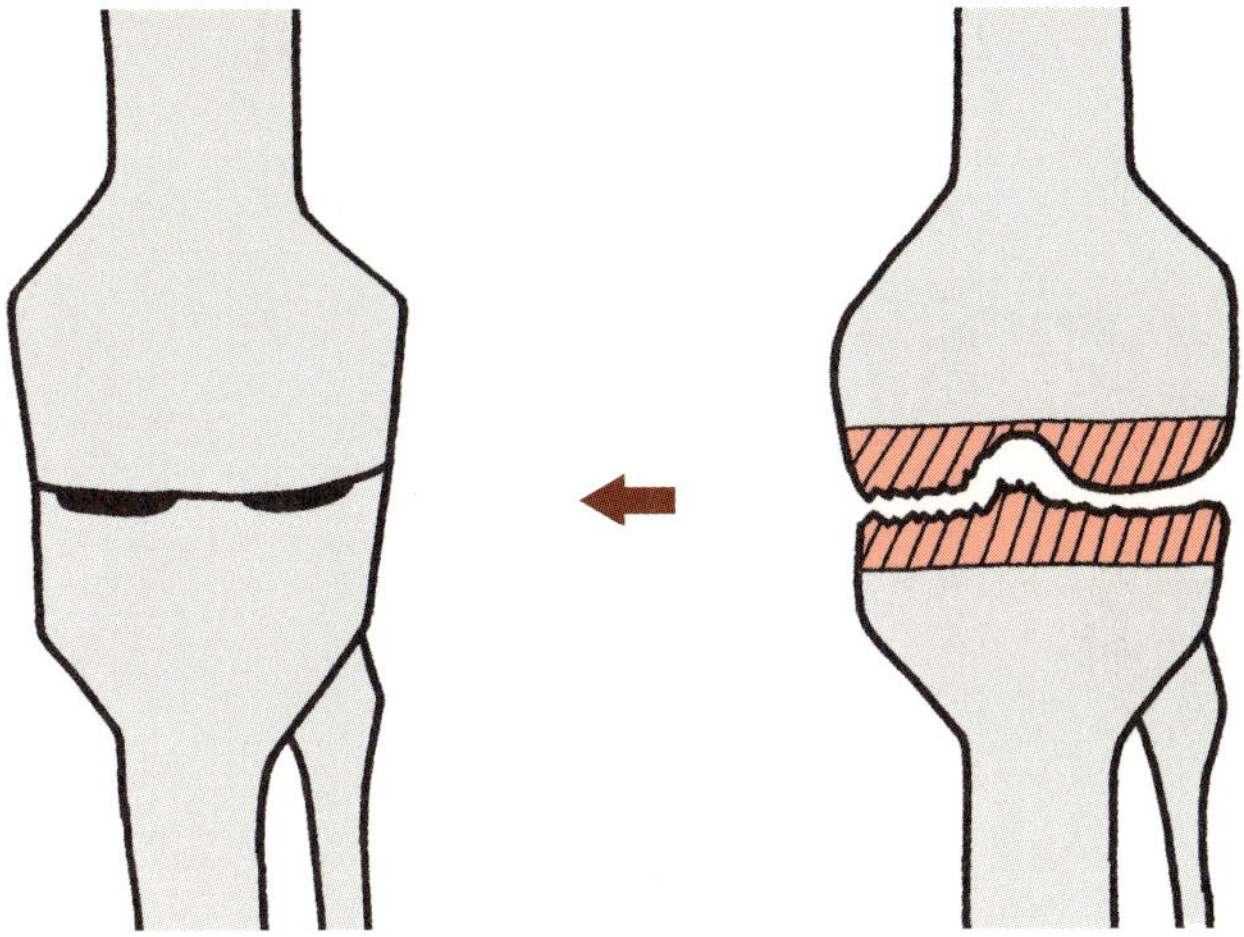

変形性膝関節症における手術の適用

	適応年齢と手術時期	術前の動き 術後の動き	入院期間	耐用年数 （効果持続期間）
関節内郭清術	・末期以前の人	術前と大きく変わらない	数日間	比較的短期間で他の方法が必要となることが多い
高位脛骨骨切り術	・人工関節より若年 ・片側の関節軟骨がまだ健全な人	術前と大きく変わらない	4～7週間	10年以上
人工関節置換術	・原則的に60歳以上	可動域制限があり、正座は困難	4～6週間	15～20年
関節固定術	・感染症など人工関節の適応がない人でほかに方法がない場合 ・術後重労働が必要な比較的若い人	術後はまったく動かない	8週間以上	半永久

薬物療法で効果がないときに手術を考える「関節リウマチ」

関節リウマチでは滑膜切除術・人工関節置換術を検討

リウマチが起こる原因はまだわかっていないうえに、進行性で完治はきわめて難しい病気でもあります。

ただの関節痛と思って放置してしまうケースも少なくありません。手や足がこわばったり、数カ所の関節が腫れたり、安静時にも膝が痛むといった症状があったときには、疑わなければなりません。

とくに、関節リウマチの痛みは左右対称に起こるのが特徴ですから、これらの症状があったときには早めに専門医に相談をする必要があります。

関節リウマチではまず「抗リウマチ薬」などによる薬物療法が行なわれますが、効果が充分に出ないときには手術も検討されます。

手術に踏み切る時期は専門医との相談が必要ですが、薬物では痛みが軽減しない、膝関節が変形している、痛みで歩きにくい、膝を動かす範囲が狭いといった場合、次のような手術が考えられます。

滑膜切除術

滑膜切除術はとくに膝関節に対して行なわれることが多く、肘、手首、手指などの関節にも行なわれます。

関節リウマチでは関節のいちばん内側にある滑膜が腫れて厚くなってきます。滑膜は関節を曲げたり伸ばしたりするために必要な関節液を生産していますから、滑膜が腫れてくると、関節液は過剰に生産されるようになり膝に水がたまってきます。そうなると、痛みや腫れはひどくなってしまいます。

そのまま放置すると、滑膜はどんどん腫れ、水がたまり、ついには関節が破壊されるということもあるのです。

そのため、滑膜を切除する手術を行ないます。

手術によって滑膜を切除すると、痛みや腫れは治まりますが、薬物療法の効果が不充分な場合には、滑膜が再び増殖し、炎症が再発することも少なくありません。

いずれにしても、関節リウマチは完治が難しい病気ですから、手術をするかどうかは、よく検討することが大切です。

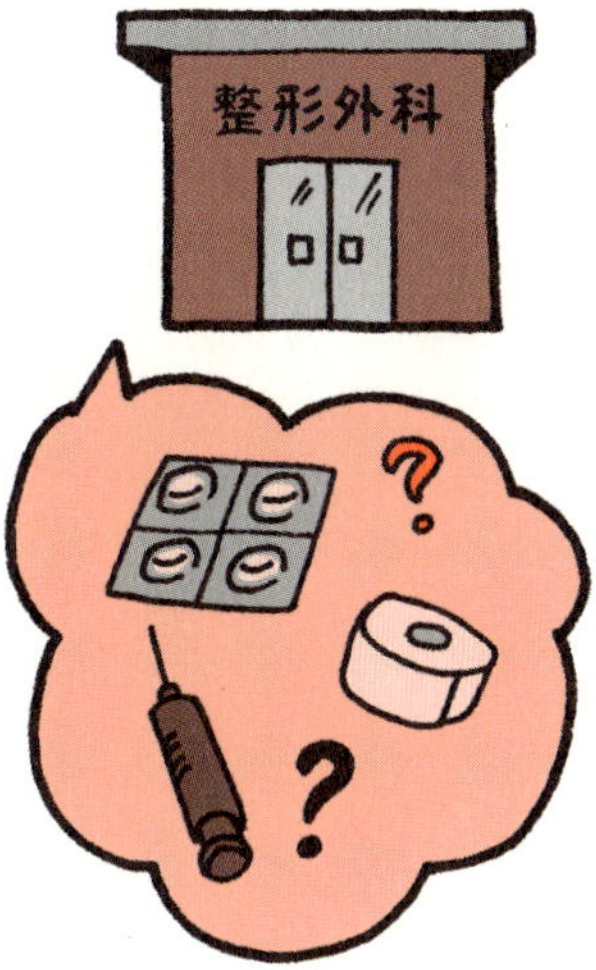

人工関節置換術

変形性膝関節症の手術の項目でご説明した、人工関節置換術を行なうこともあります。

関節リウマチは左右対称に発症しますから、脚の場合、両膝を人工関節に置き換えることが多いのですが、手術後に滑膜の炎症が再発することはあまりありません。

ただし、関節リウマチは完治が難しい病気ですから、手術をしたからといって、すぐに問題が解決してしまうわけではないのです。

膝の手術をしても、手指や手首や肘、股関節などの関節に症状が残ることもあります。そうした場合、引き続き、抗リウマチ薬などによる治療を続けなければなりません。

保存療法で効果がないときに手術を考えるその他の病気

離断性骨軟骨炎

離断するのは進行してからのことで、発症初期に適切な保存治療を受けた場合は離断せずに治癒します。関節軟骨が崩れる前に発見できれば、原因となったスポーツ動作を休止して待つだけで新たな骨が作られて自己修復します。ギプスや装具による固定は原則として不要です。

一般には離断性骨軟骨炎は14歳前後が好発年齢と表記されていますが、実際は11歳前後が真の好発年齢です。症状を出して病院に来るのが14歳前後となるために、そういう誤解が生じています。この年齢で発見されると病状はすでに進行期あるいは終末期まで進んでいて、手術が必要となります。手術は骨軟骨片の固定か摘出ですが、どちらを選択するかは病変部の大きさや状態で決定します。

近年、再生医療という新しい手術法が導入されていますが、それでも完全に復元できるわけではありません。障害発生を早期に見つけ出し、自然修復した結果には及びません。

こういったやっかいな障害を早期に見つけるには半年に1回くらいの頻度で画像検査を受けるか、日ごろから可動域の変化などを注意深く観察する「運動器検診」しかありません。画像検査もMRI等の高額な検査は不要で単純レントゲン検査で充分です。

保護者が診察をするのは難しいことですが、「走り方がおかしい」、「階段を下りる際の足音のリズムが変わった」などの日常生活動作の変化で気づくことができます。骨端症は特別な猛練習をしている子供だけがかかるものではなく、スポーツをしているすべての子供に起こります。ときにはスポーツをしていない子供にも発症することがあります。

「痛みが出にくいうえに短期間で消えてしまう」という離断性骨軟骨炎の特徴を忘れないでください。

化膿性関節炎

急に関節が腫れて熱が出た場合は、この化膿性関節炎か、偽痛風性関節炎などを疑わなければなりません。どちらにしろ早期に受診をしましょう。

関節の破壊の程度によって、関節鏡という内視鏡を入れての関節の洗浄などを実施することがあります。また、関節の破壊が強い場合は感染が完全に治ったあと、人工関節に置換する場合もあります。

基本的には炎症が強く出ているときは安静にする必要があります。

半月板損傷

症状が非常に軽い場合は、保存療法ですむこともありますが、多くは手術が必要となります。

手術は関節鏡を使って行ない、裂けたり切れたりした半月板を縫合、あるいは切除します。

縫合するのは、損傷が軽度のときや損傷した部分が関節包に近い場合です。この縫合ができないときには、関節鏡を使って傷ついた半月板を切除します。

半月板を切除する手術は、2～3日間の入院を要しますが、病院によっては日帰りで行なわれることもあります。

縫合するときは切除手術よりも入院期間は長くなり、1週間程度の入院期間となります。

手術を必要とする膝の痛み

手術とリハビリテーション

人工膝関節置換術の入院から手術まで

東京厚生年金病院における外来で手術が決まった場合の入院前、入院・手術から退院までの流れをお話しします。

まず、手術の日程が決まりますと、入院までにしていただくことの説明をいたします。入院までに血液の検査や心電図、呼吸機能など全身麻酔での手術に必要な検査を行ないます。これは約1カ月前にしていただく検査です。

同時にご自分の血液で輸血したい方は、自己血といってあらかじめ2～3回に分けて採血をし、血液を成分分離して冷蔵保存しておいて、必要時にこれを使う方法が今や一般的になりました。

一回の採血で200から400グラムの血液を取ります。

膝の手術は手術中には駆血帯を使用するため、ほとんど出血しませんが、手術後の出血があるために、あらかじめ準備するのです。また、手術後に出血した血を再び体内に戻す回収血という方法もありますので、よくご相談ください。

私の病院では約1カ月前に一度貯血をしていただき、入院時に2度目の貯血で輸血しています。事前の検査で何か問題がある場合は、それぞれの専門医に（循環器科や呼吸器科など）入院前に診察を受けます。手術前にはこれらの準備が必要ですので、手術の3～5日

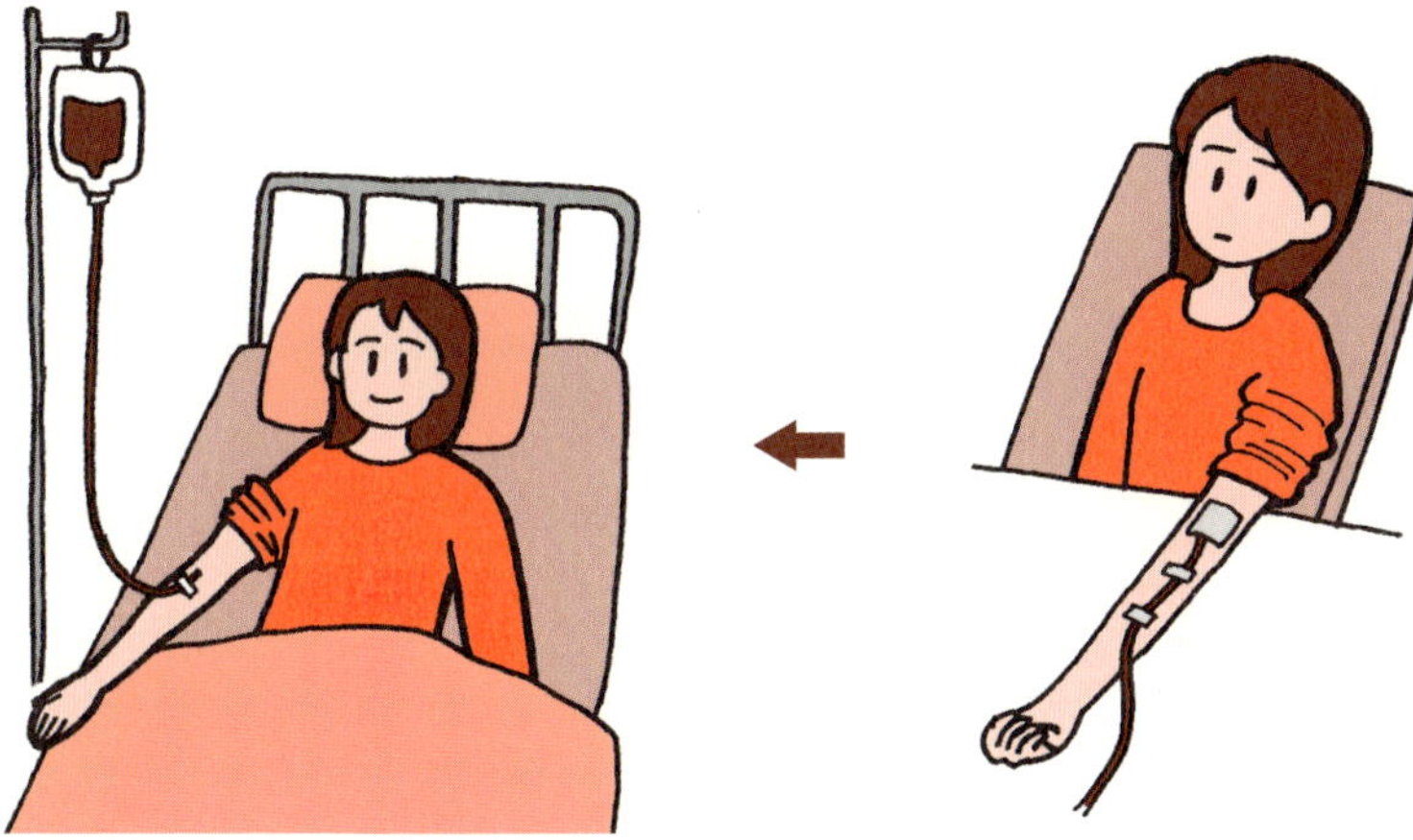

手術前　自己血を貯血

手術後　貯血した自己血を輸血

前の入院が通例です。

手術や麻酔の説明は詳しくは入院のあとで行ないますが、事前に大まかな説明は手術を決める前に外来で行ないます。

入院に際しての準備していただくものなどの説明は、入院手続きのときにお話しします。

入院後は貯血があり、体の状態の問診や既往歴、アレルギーの有無、合併症や服用中の薬のチェックなどがあり、家族の方を交えた説明の後、手術や麻酔に対する承諾をいただきます。麻酔については麻酔の担当医が説明し、手術室の担当する看護師の説明もあります。入院時からリハビリテーションの説明や実技もあります。

手術は全身麻酔で行ないますから、手術前日に排便し、当日は朝から絶飲食となり、水分は点滴で補充します。

手術室に入り、麻酔がかかるまでには何度も人の確認やどちらの脚に故障があるか左右の確認をされますが、これは間違いを防ぐためですので協力していただきます。

麻酔がかかったあと、手術する下肢全体を消毒し、麻酔医と執刀医のあいだでもう一度確認して手術を始めます。

手術が終了するとレントゲンで確認を行ない、麻酔を終了して手術室を出ますが、状態によっては集中治療室で管理されることもあります。これで手術は終わり、その後の管理に移ります。

手術後、安定したら、リハビリテーションで可動域訓練を

手術後、2～3日は出血や腫れのため手術側の下肢をあげ、クーリング（冷やす）をします。また、浮腫や血栓防止のために弾力のあるストッキングを使用したり、フットポンプと呼ばれる器具によって間歇的に圧迫をします。

手術直後の状態が安定しますと、その後はリハビリテーションが主体となります。可能な限り早くから大腿四頭筋の収縮訓練（セッテイング）を開始し、術後2～3日からCPMと呼ばれる膝の可動域訓練に入ります。これは電動で膝を屈伸する装置で、徐々に可動域を大きくします。

セメント使用の場合は、体重負荷はすぐにでも可能ですが、セメントを使用しない人工関節の場合は3週程度から始め、6週間では全体重をかけるようにします。原則的に体重が50パーセントかけられればプールでの訓練が可能で、この頃から松葉杖や杖も健側片側で歩行ができます。多くの方はこの段階で退院となります。

この手術のあと、3～6カ月は関節の硬さや運動時の痛み、腫れが残る場合が多いのですが、この時期をすぎるとほぼ落ち着きます。

手術のあとの関節の動きは、術後のリハビリテーションと術前の可動性によって大きく異なりますが、平均的に膝屈曲が100～110度となります。

入院計画表（人工膝関節置換術）

	治療・処置・薬・検査・食事など	活動・リハビリなど
入院から手術2日前	自己血採血　内服薬確認 レントゲン・心電図などの検査 （食物でアレルギーのある場合は、申告）	身体・運動機能評価 筋力強化訓練 ストレッチ
手術前日	必要に応じて体毛カット　爪切り（マニキュアは落とす） 貧血の検査	
手術当日	早朝に浣腸・シャワー　傷の部分から排液用の管挿入 手術前・後点滴　抗生物質点滴	ベッド上で安静。麻酔が醒めた後、看護師の介助で体位交換
術後1日	汚染があれば消毒　排泄時は便器使用 看護師が体を拭く　朝昼食：禁食　夕食：流動食	ベッドアップ90°　看護師の介助で体位交換 ベッド上でリハビリ開始 筋力強化訓練
術後2日	場合により消毒 朝食：五分粥食　昼食：全粥食　夕食：一般食	端座位・車いすの指導機械で膝可動域訓練を開始
術後3日	傷の消毒。排液用管抜去予定 食事などの状況を見て点滴終了　一般食	体位交換は患者個人で可能。手術した脚に体重はかけられない
術後4日	車いす移動でトイレに行き、動作が安定していたら、尿管を抜く	
術後5日	場合により抗生物質の内服開始 届かない部分は看護師が体を拭く	
術後6日	傷の消毒	ベッド上で脚上げ　車いす上での上半身のトレーニング
術後1週間	膝関節のレントゲン撮影 日中のトイレは一人で行く	
術後8日	傷の消毒　トイレは一人で行く	
術後9～11日	傷の状況で抜鉤の判断。翌日、傷の確認をしてガーゼを外す 確認後、シャワー浴許可（慣れるまでは看護師が介助）	
術後2週間		10kg荷重許可　訓練室でリハビリ開始 平行棒での起立、歩行
術後3週間	採血と膝関節のレントゲン撮影	30kg荷重許可　筋力強化訓練 松葉杖歩行訓練（その他の歩行器具を使用することもある）
術後4週間		50kg荷重許可 プールでのリハビリ開始。水中歩行、階段昇降。可能であれば、片松葉歩行訓練。外出許可
術後5週間	採血と膝関節のレントゲン撮影	70kg荷重許可になる 杖歩行訓練（その他の歩行器具を使用することもある） 外泊許可
術後6週間		100kg荷重許可になる 杖歩行（その他の歩行器具を使用することもある） 状況に応じて、退院許可

手術をしないで治療する

変形性膝関節症の保存療法

医療機関で行なわれる保存療法は薬で痛みや炎症を抑える

変形性膝関節症に対する保存治療には、関節への負担を軽減させる体重減量や生活様式の改善、温熱療法や筋力の強化・関節可動域訓練などのリハビリテーション、疼痛軽減のための薬物療法や軟骨の保護治療、装具療法などがあります。

このなかで医療機関で行なわれるのは、薬物療法と温熱療法やリハビリテーション、装具療法などの物理療法ですが、これらは痛みなどの症状を一時的に抑える治療で、関節内の状態を元に戻すことはできません。

これらの治療とともに、家庭のなかで日常生活の改善や減量、ストレッチングや筋肉を鍛える運動療法などを並行して行なうことが大切です。

1．膝に負担を与えない

ダイエットや適度な運動で体重を落とす、重い物を持たない、正座や和式トイレを避ける、階段や坂道での負担を少なくするなど、日常生活で膝関節に負担をかけないように心がけます。

2．膝関節の安定

大腿四頭筋を強くすることが大切です。また、ハムストリングスや腓腹筋のストレッチングで、膝の伸展制限を予防・改善し、関節可動域を維持・拡大しておくことも必要です。

3．体重の荷重面を変更する

側方動揺（横揺れ）を防いだり、内反変形（O

脚）の矯正を目的として、クサビ状の足底装具をつけ、体重のかかるポイントを健康な関節に近づけることもできます。

4. 保温と固定を行なう

膝の保温目的のサポーターや、横揺れを防ぐために両側に支柱のついたサポーターや装具を使います。また、温湿布や温熱療法を行ないます。

5. 薬物療法

非ステロイド系消炎鎮痛薬で炎症や痛みを抑えたり、ヒアルロン酸を関節内注射して、関節の動きをよくしたり、痛みを軽減したりします。

痛みや腫れが非常に強いときには、ステロイド（副腎皮質ホルモン剤）を膝関節内に直接注入することもあります。

手術しない治療法

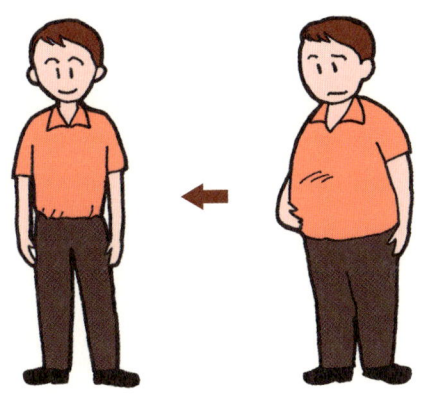

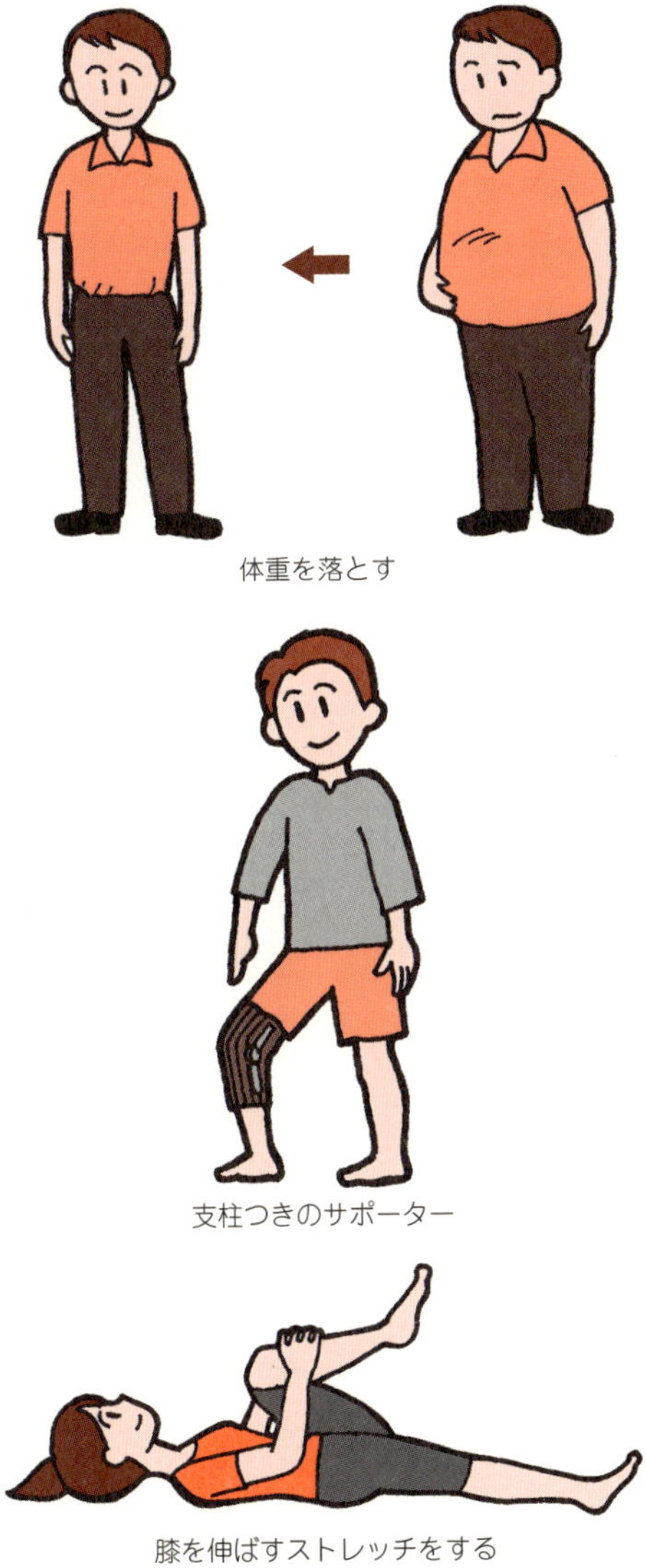

体重を落とす

支柱つきのサポーター

膝を伸ばすストレッチをする

手術をしないで治療する

変形性膝関節症の薬物療法

痛みや炎症を抑える薬には内服薬、外用薬、座薬がある

変形性膝関節症の薬物療法でよく使われるものは「非ステロイド性消炎鎮痛薬」です。主に内服薬として処方されますが、外用薬、座薬のタイプもあります。

内服薬

非ステロイド性消炎鎮痛薬は痛みに対してかなり効果が得られますが、反面、胃炎や胃潰瘍などの副作用があります。それは、これらの薬には消化器の粘膜を保護する作用のある物質、プロスタグランディンの分泌を抑える作用があるからです。

そうした副作用を軽減するため、消炎鎮痛剤を処方するときには、消化器の粘膜へのダメージを避けるため胃薬をいっしょに処方することが多いのです。

外用薬

外用薬には湿布として貼るタイプのものと、クリームや軟膏のように塗るタイプのものがあります。

外用薬は胃腸障害など、全身への副作用が少ないので、内臓に障害がある人に向いています。

いずれも内服薬とほぼ同じ成分の消炎鎮痛薬を皮膚から吸収させるものですが、皮膚に傷がある部分には使えません。また、人によっては皮膚がかぶれたりすることもありますので、ようすを見ながら使用する必要があります。

	種類	特徴		主な対象者	主な副作用
内服薬・外用薬・座薬	消炎鎮痛剤	内服薬	胃腸への影響が少ないタイプが増えている	痛みの強い人	胃腸障害など
		外用薬	・全身への副作用が少ない ・貼付薬と塗り薬がある	痛みが比較的軽い人	かぶれなどの皮膚炎
		座薬	・痛みが強いときに用いる ・即効性がある	痛みが非常に強い人	胃腸障害など
関節内注射	ヒアルロン酸	・関節液の成分を注射で注入 ・関節の動きを改善して、痛みを抑える ・軟骨成分の増殖を促し、炎症を抑える		関節破壊があまり進んでいない人	特になし
	ステロイド薬	・痛みがひどいとき、水がたまったり、腫れがあるときに用いる ・抗炎症作用が非常に強い		ほかの治療では痛みが治まらないとき	長期の連用により逆に関節障害が起きることも。糖尿病の悪化や感染症

座薬

座薬は内服薬や外用薬に比べて、効きめが現われるのは早いのですが、内服薬と同様に胃腸障害などの副作用があります。

基本的に座薬は**痛みが非常に強い場合**に用いられます。

関節の機能を改善するヒアルロン酸やステロイドの関節内注入

ヒアルロン酸

ヒアルロン酸は体内のさまざまなところに含まれていて、軟骨成分のひとつでもあります。

変形性膝関節症になると、膝のなかのヒアルロン酸は減少し、炎症を起こしたり、スムーズな動きができなくなったりします。

そこで、ヒアルロン酸を補うために膝関節のなかへ直接注射するのです。

ヒアルロン酸は軟骨を保護して、**軟骨がこれ以上損傷されないようにする作用**があり、初期の関節炎であれば**軟骨の再生をある程度**

促してくれる効果もあります。

穏やかな効き目で、定期的に注入できることも利点です。週1回、5回ほど続けて注射し、その後は、数週間に1回の割合で注入します。

ただし、進行した関節症ではこの効果は低くなります。

この薬には、副作用がほとんどありません。

また、注射をするときの感染予防には充分気をつける必要があります。

ステロイド（副腎皮質ホルモン）

ヒアルロン酸以外に使用されるものにステロイドがあります。

これは、炎症を鎮める作用がとても強いので、痛みを和らげる点ではたいへん効果があります。

ですから、痛みのひどい場合には急速に痛みを抑えてくれます。

ただし、ステロイドには、関節軟骨や骨を弱くする、感染に対する抵抗力を弱めるといった副作用があります。

したがって、骨の弱くなっている人や糖尿病などの疾患を患っている患者さんには注意が必要です。

いずれにしても、外来で注射を勧められたときは、その薬の内容について主治医の先生に聞いてみましょう。

副作用が出たときには、すぐ医師に相談を

とくに内服薬の場合、まったく副作用のない薬はありません。

胃が痛くなった、吐き気がした、発疹が出たといった気になる症状があったときには、服用を一時中止して、すぐに専門医に相談をしてください。

調子が悪くなったときには、無理をして飲みつづける必要はありません。

これは、膝の治療に関する薬だけでなく、どのような薬についてもいえる基本的な注意です。

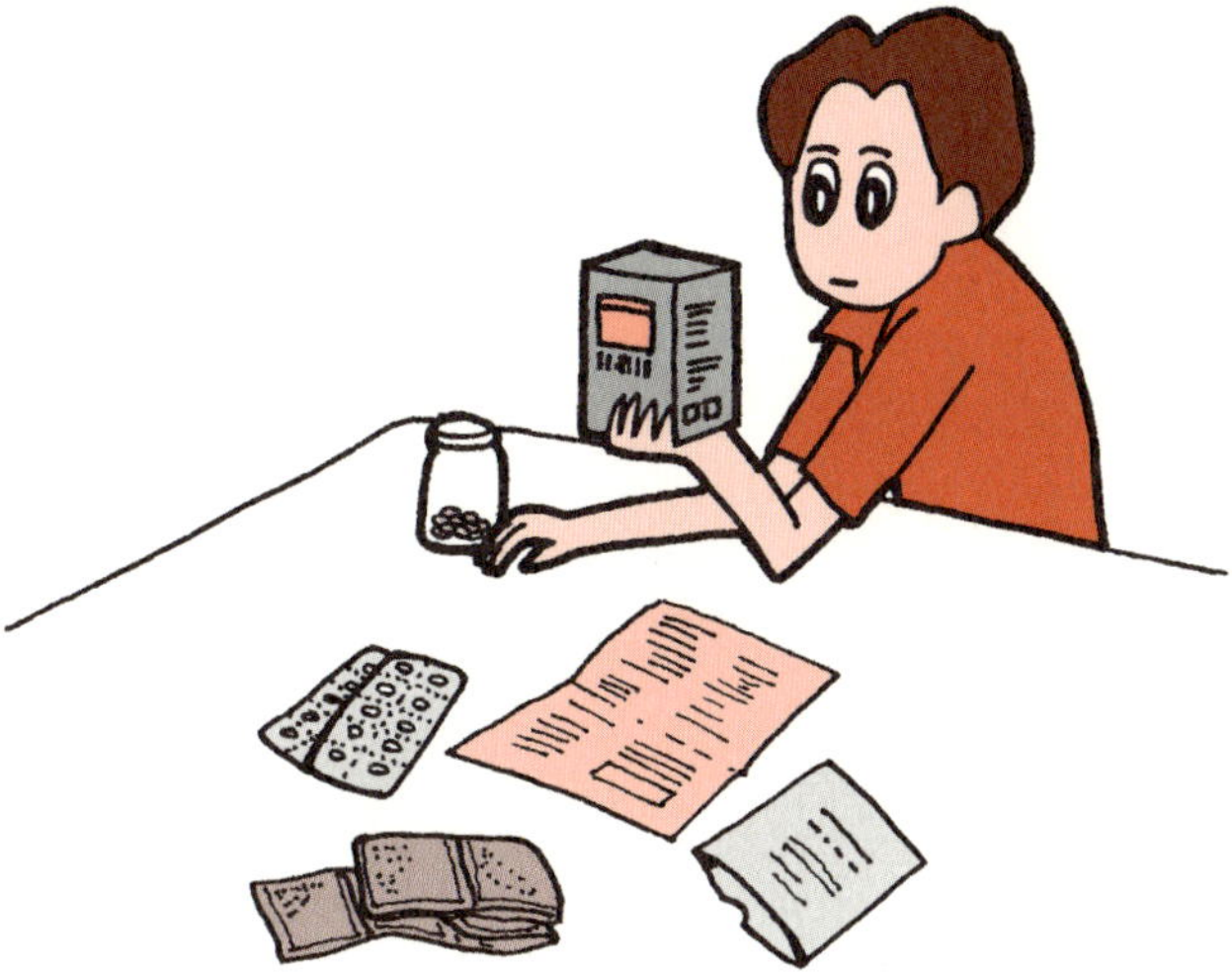

ほかの薬と併用するときも医師に相談したうえで

現在は薬を受け取るとき、処方せん薬局で「お薬手帳」や薬の説明書を受け取ることができますので、自分がどのような薬を飲んでいるか、よくわかるようになりました。

それでも、飲み方や副作用などについてわからないことがあったら、担当の医師に聞くようにしてください。

また、風邪をひいたり、おなかをこわしたりして、他の薬を飲まなければならなくなったときにも、医師に相談してください。

鎮静剤などおなじ働きの薬を重複して飲むと、量が多くなりすぎてしまうこともありますから、市販の薬を使うときにも、確かめておく必要があります。

また、痛みや腫れの症状が治まっても、自分の判断で薬をやめてしまうと、せっかくよくなりかけていた症状がぶり返すこともありますので、医師の指示に従うようにします。

手術をしないで治療する

スポーツで傷めた膝の保存療法

ジャンパー膝の人はアップダウンのある道を走らないこと

ジャンパー膝の治療は保存的治療（手術しない方法）が原則です。

まずスポーツ活動を一時中止、または軽減します。痛みに対しては薬物療法として短期間の非ステロイド系抗炎症剤を使用し、リハビリテーションとして温熱療法、大腿四頭筋やハムストリングスのストレッチング、筋力強化訓練を行ないます。

それでも、なかなか改善が見られないときには、ステロイドの局所注射を検討します。

しかし、保存的治療が無効な症例では、ごく稀に損傷部の切除などの手術的治療が必要となる場合もあります。

再発防止のためにはストレッチングと筋力強化訓練を続けることが重要です。運動前のウォーミングアップと運動後のクーリングダウンを行なうことも大切です。

また、サポーターの使用が有効な場合もあります。O脚やX脚が原因と考えられるときには、足底板を使用することもあります。

アップダウンのあるところは走らない、ジャンプを控えるなどを心がけてください。

ランナー膝（腸脛靭帯炎）はシューズと走行路に注意

ランナー膝の治療もジャンパー膝の治療と同じように、一時的に運動負荷を軽減もしくは中止し、下肢筋（特に腸脛靭帯）のストレッチングを充分に行ないます。

この障害はO脚の人や、衝撃吸収性の悪いシューズや外側が特に摩耗したシューズでのランニング、下り坂のランニングや傾斜した路面（通常の道路はカマボコ型になっており道の端のほうが低くなっている）の低いほうの脚に起こりやすいのです。そのようなことからO脚の人は矯正のための足底板（インソール）を作ったり、シューズや走行路の再チェックも必要です。

痛みが長引く場合には1～2回の局所へのステロイド注射を行なうこともあります。

痛みが治まってからも、急に元どおりの運動を再開するのではなく、距離や時間などを短縮して、様子を見ながら徐々に復帰するようにしましょう。

オスグッド・シュラッター病では練習量を上手にコントロールすること

オスグッド・シュラッター病の治療も保存的治療（手術しない方法）が原則です。

この障害では、まず安静にすることが重要です。運動痛があるもののスポーツ活動は一応できるという人でも運動量を減らし、痛みの出る動作を中止します。

それでも痛みのある場合は運動を中止します。

薬物療法としては短期間の非ステロイド系抗炎症剤を処方し、リハビリテーションとしては温熱療法、大腿四頭筋のストレッチングや筋力強化訓練を指導します。

とくにスポーツ前後の大腿四頭筋のストレッチングは大切です。さらにストレッチ後に、氷などで患部を冷却すると効果的です。

症状が改善すれば十分なウォーミングアップを行なったうえでスポーツ活動を再開することができます。予防のためにもスポーツ終了時には必ずクーリングダウンとして各種のストレッチングを行ないます。

なお、多くの症例は骨化の終了する15～16歳で自然に改善します。しかし、痛みが長期にわたって続き、分離骨片を認める症例では手術的治療（骨片摘出術や周囲の軟部組織と滑液包を摘出する手術）が検討されます。

また、成長期の児童で部活動など毎日のように練習がある場合には、症状が治まっても、練習量や練習内容など負担になりすぎていないかどうか、よく検討することが大切です。

オスグッド・シュラッター病による膝の痛みは、骨化の終了する時期には軽減し、将来障害が残ったり、スポーツに支障をきたすことはほとんどありません。

したがって専門医や理学療法士、また、知識をもったコーチのもとで日頃からストレッチングをしっかりし、痛みかひどくならないように練習量をコントロールすれば、スポーツを続けながら治療できます。

PART 4

自分でできる、さまざまな療法

運動が筋肉を強くし、膝を安定させる

運動不足が招く悪循環

変形性膝関節症の患者さんの多くは肥満傾向で運動不足、また加齢によって筋力が低下しています。

もともと普段から体を動かすことの少ない人が「変形性膝関節症だから」といって、じっとしていると、筋肉はますます弱り、おまけに肥満には拍車がかかり、その結果、症状を悪化させるという悪循環に陥ってしまいます。

膝の動きが悪く、運動不足から筋力が低下すると、やがて膝だけではなく、腰や脚などにも悪い影響が出てしまいます。

全身のバランスを整えるうえでも、適度な運動は生活のなかに取り入れましょう。

運動療法の効果

変形性膝関節症の保存療法では「自分で行なう運動」がとても大切です。

もちろん、薬物療法で痛みを抑えたりすることはできますが、膝の状態そのものがよくなるということではありませんから、薬をやめると、また症状に悩まされることになります。

膝の状態を元どおりにすることはできなくても、運動や減量によって、筋力をアップさせ、膝への負担を減らしてやれば、痛みなどの症状は和らいできます。

また、関節軟骨に軽い刺激を与えてやることで、膝関節内に栄養が行き渡り、軟骨細胞

膝痛の悪循環と良循環

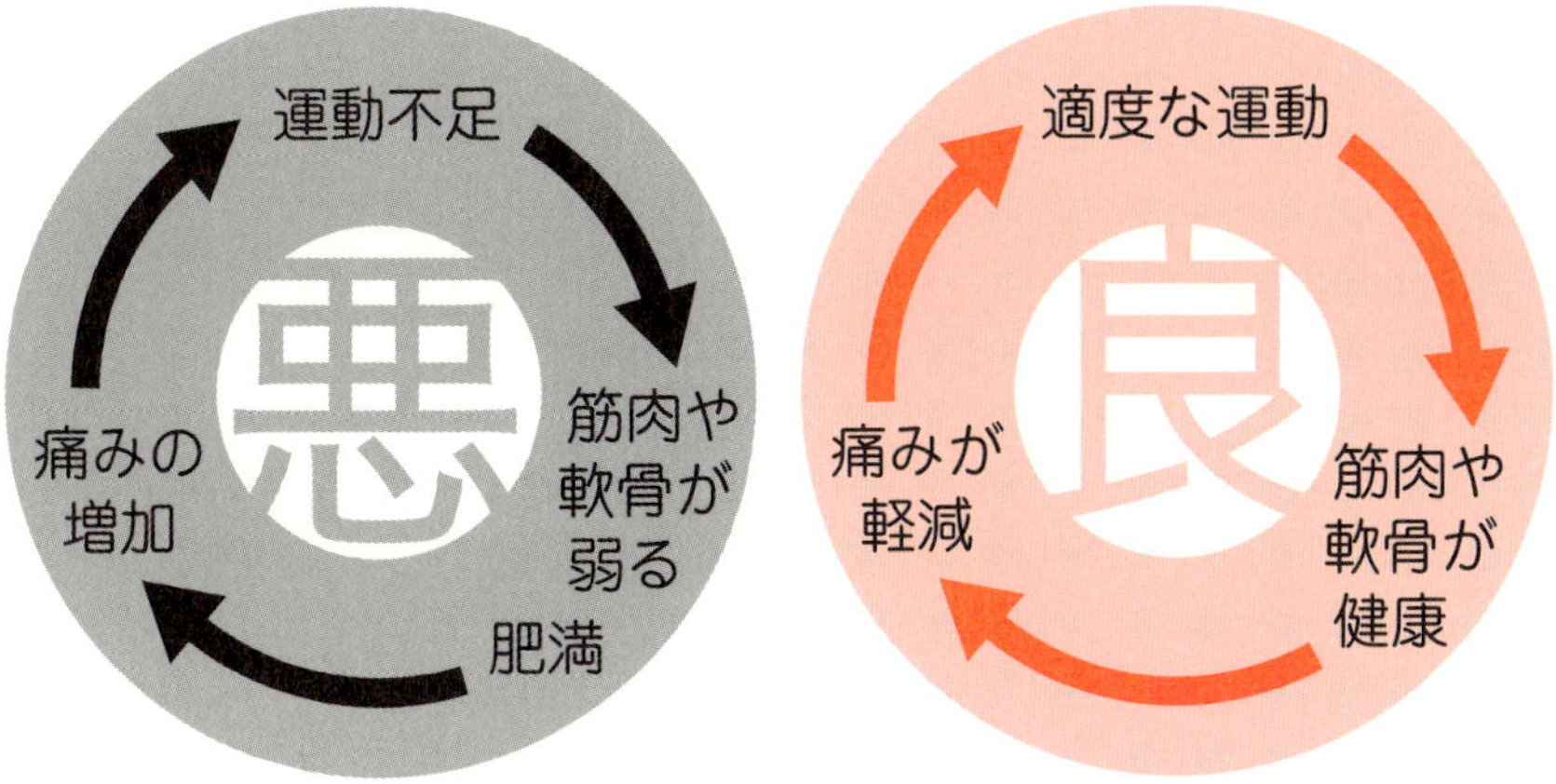

が活性化するという利点もあります。

痛みが軽減し、膝の動きがスムーズになってくれれば、日常生活でできる動作も増えてきます。

すると、必然的に消費カロリーも増えてきて、減量にもつながってきますから、肥満の予防や解消にも効果的となります。

運動をしてはいけない場合は

変形性膝関節症の患者さんに適度な運動がよいことはたしかです。

しかし、あくまでも「適度」が大切で、強度、時間、頻度などが過ぎてしまうと、効果がないばかりか、症状を悪化させてしまうことにもなりかねません。

それに加えて、運動を行なうタイミングも重要なポイントになってきます。膝の症状には常に揺らぎがありますから、安定しているように見えても、ときには症状が強く出たり、また軽くなったりします。運動をしてもいい時期というのは、仮に症状があっても軽く、安定しているときです。

つまり、症状が急に変化したり、腫れや炎症の強い時期には関節を動かさない筋肉強化がよいでしょう。

とくに、痛みが強い、熱をもっている、腫れがあるなどの炎症症状があるときには、膝の安静を保たなければなりませんから、運動は控えます。

ようすを見て、炎症が和らいで落ち着いてきたら、運動を再開します。

運動療法を続けていくと、症状がよくなり、日常生活のなかでの動作もスムーズにいくと感じられる時期がきますが、しかし、そのまま安定するということは少ないようです。しばらくすると、ふたたび「また、調子が悪くなった」ということがあります。

そのようなときには、焦らないで、少し運動を休み、症状が安定してから、再開するとよいでしょう。すると、次には前よりももっとよくなっていくものです。

膝の状態に合わせて無理をせず、続けることが大切

運動は今日始めたから、明日結果が出るというものではありません。

少なくとも、3カ月くらいは続けて行ない、運動することを習慣化しましょう。

自分の膝の状態や体力に合わせて、無理をせず、運動量の加減をしてください。時間がないときには、回数を減らしてもかまいません。

また、運動というと、「ウォーキング」と思う人がいるかもしれませんが、歩くと、膝には思った以上の負担がかかりますから、歩くならば、プールで水中ウォーキングをし、普段はストレッチングや筋力アップの運動を主に行ないます。

ウォーキングは膝の痛みが治まってから、ゆっくり始めるとよいでしょう。

運動を行なってはいけない場合

・膝に痛みや熱、腫れがある
・血圧 200/120mmHg 以上
・安静時脈拍 100 回 / 1 分間
・体調がすぐれない

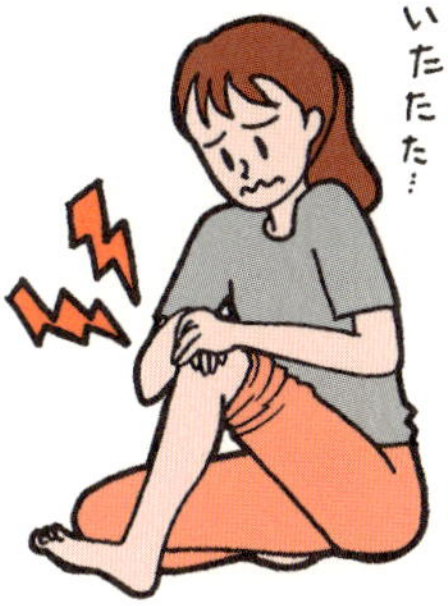

医師に相談してから運動を行なったほうがよい場合

・膝治療を受けている最中
・高血圧、心臓や腎臓に病気がある
・運動をして、膝の痛みが増した人

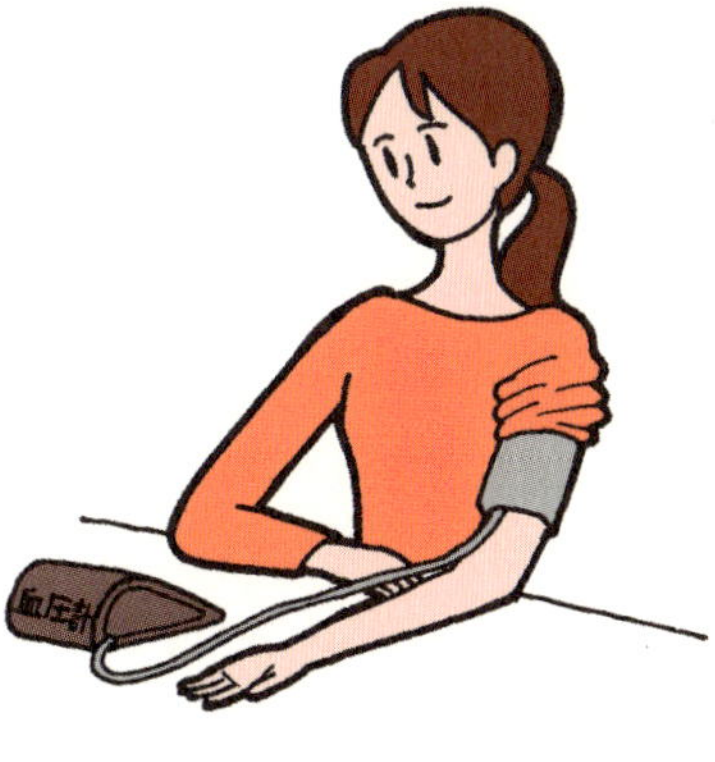

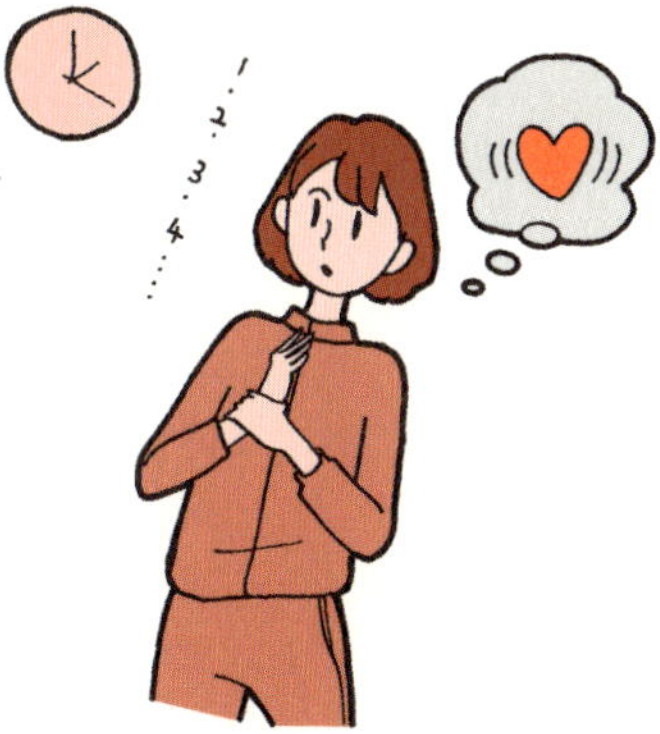

筋力をつける運動のポイント

加齢にともなって衰えやすい大腿四頭筋を中心に運動する

膝の関節は体重がかかった状態で大きな運動を行ないますから、強い支えを必要とします。大腿四頭筋は、そのなかでも主体となる筋肉です。

膝が痛いからといって、筋肉を使わないでいると関節の動きは悪くなり、筋肉はしだいに細くなっていきます。細くなった筋肉で支えきれなくなった負担は、筋肉と骨のつなぎめや靭帯、関節包にかかってきます。

膝でいえば、大腿四頭筋の膝蓋骨への付着部（膝蓋骨の上縁）や膝蓋靭帯の膝蓋骨への付着部（膝蓋骨の下縁）、膝蓋靭帯の脛骨への付着部（脛骨結節＝膝蓋骨のすぐ下で、少し骨が膨らんでいるところ）に負担がかかり、痛みを生じます。

その結果、「痛い→動かない→筋肉が細くなる→関節周囲に負担→痛い→動かない」という悪循環が起こり、痛みはますます強くなってしまいます。

このように、とくに変形性膝関節症の発症や進行のプロセスでは筋力低下が大きな要因となりますから、筋肉を鍛えることは、その基本治療の中心となります。特に、大腿四頭筋を意識的に強化することが大切です。

ただ、変形性膝関節症の場合、高齢の方が多いので、膝に負担がかかりすぎたり、痛んだりすることがないよう、無理をしすぎないことがポイントです。

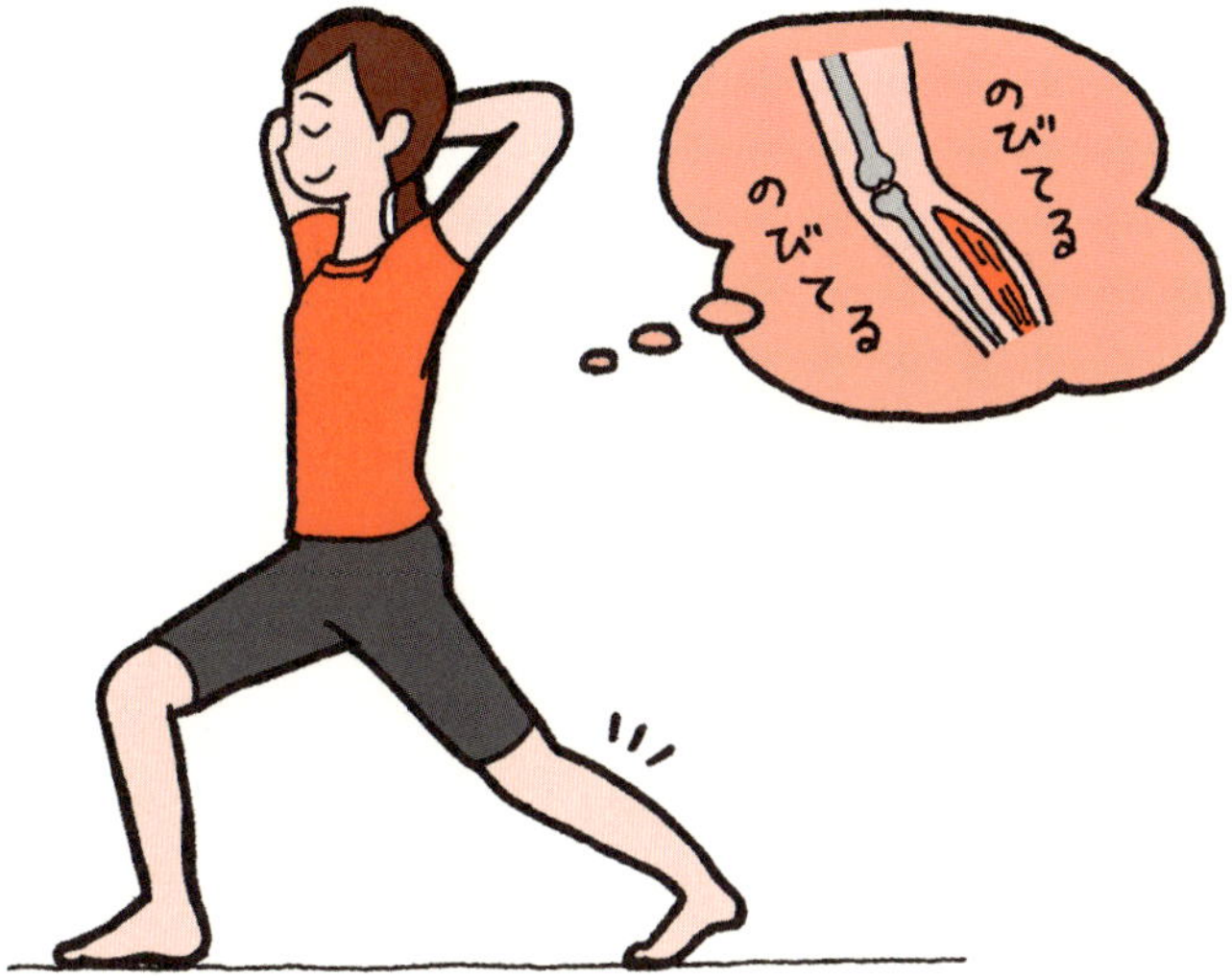

鍛える筋肉を意識し、ゆっくりと正確に動かす

運動療法も漫然と行なっていたのでは、いくら続けても効果があがらないばかりか、薬と同様に副作用（リスク）を生じ、かえって体に負担をかけることにもなりかねません。

正しい運動を体得するまではゆっくりと正確に行ない、ときには医師や理学療法士にチェックや指導を受けることも必要です。

どの運動がどの筋肉を鍛えているのかを意識しながら行ないます。

運動中、その筋肉が少し重く感じられるような強さの運動が効果的です。

また、速く動かすと効果があがらないだけではなく、反動によって関節に負担をかけてしまうので、必ずゆっくり動かすように心がけてください。

紹介する運動をすべて行なう自信がなければ、まず大腿四頭筋を鍛える運動から始め、内転筋へと徐々に増やしていきます。

ストレッチング

大腿、ふくらはぎ、アキレス腱の緊張をほぐす

ストレッチングとは、筋肉や腱をゆっくり伸ばす柔軟体操のひとつです。

変形性膝関節症には膝を曲げるときに働く大腿裏側の筋肉（大腿屈筋群：ハムストリングス）や、ふくらはぎの筋肉（下腿三頭筋）と腱（アキレス腱）を伸ばすストレッチングが効果的です。また、膝関節とのかかわりが深い前脛骨筋を伸ばす運動も効果があります。

膝の痛みが続くと、筋肉や腱は硬くなり、膝がやや曲がった状態となって、伸びは悪くなります。また、大腿屈筋群が硬く緊張した状態にあると、膝を伸ばすときに大腿四頭筋に余分な力が必要となり、膝に強いストレスをかけ、痛みをひどくする原因となります。

この緊張をほぐすために、大腿からふくらはぎ、アキレス腱にかけてのストレッチングをまず行ないましょう。

伸ばそうとしている筋肉に軽い緊張を感じたら、そのままキープ

ストレッチングを行なうときのポイントは伸ばそうとしている筋肉に軽い緊張（引き伸ばされている感覚）を感じたら、その姿勢を20～30秒キープすることです。しばらくして、最初の緊張感が和らいできたら、ほんの少し、さらに筋肉を伸ばし、姿勢をキープします。

ストレッチングは準備運動、整理運動にもなりますから、筋肉を鍛える体操の前後にも行なうとよいでしょう。

太ももの後ろ側「ハムストリングス」を伸ばす

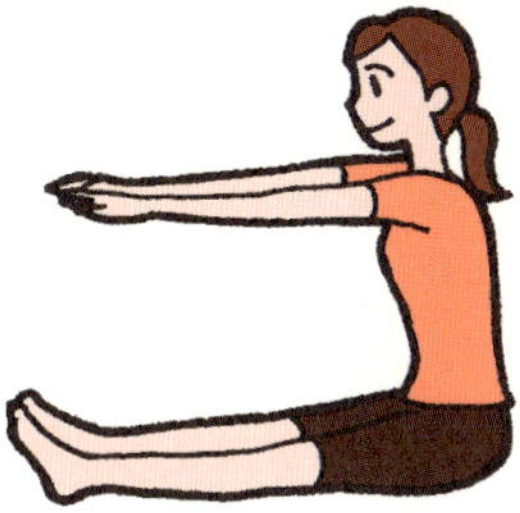

体が硬い人は前方に手を伸ばすだけでもよい。ただし膝の裏はきちんと床についていること。

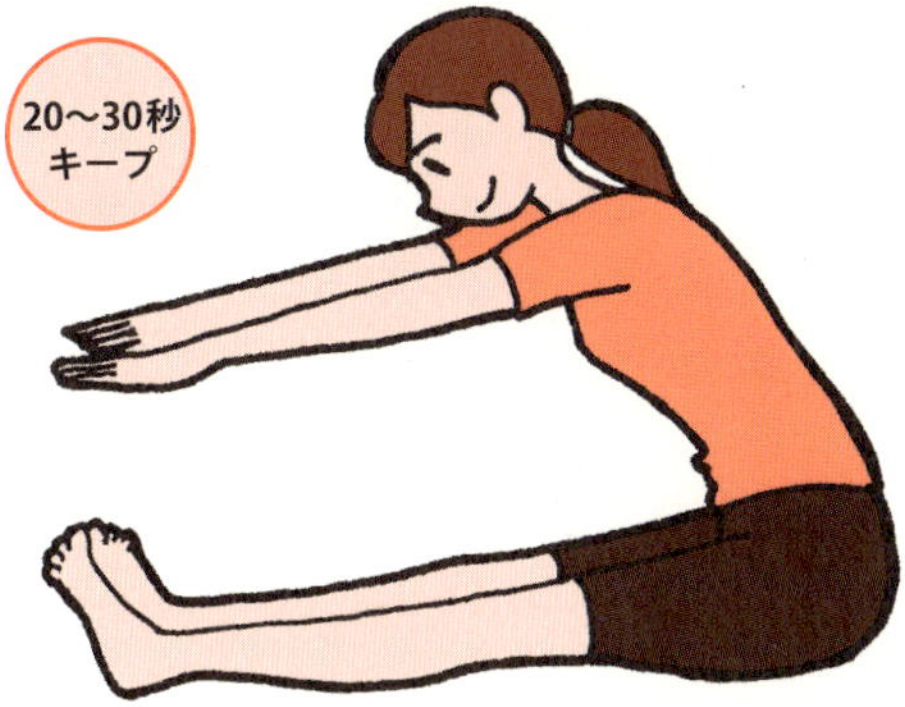

足を投げ出して座り、膝の裏側をしっかり床につけて伸ばしたら、足指に向かって両手を伸ばす。太ももの後ろに心地よい痛みを感じたら、そのまま20〜30秒キープする。

膝の下から「アキレス腱」を伸ばす

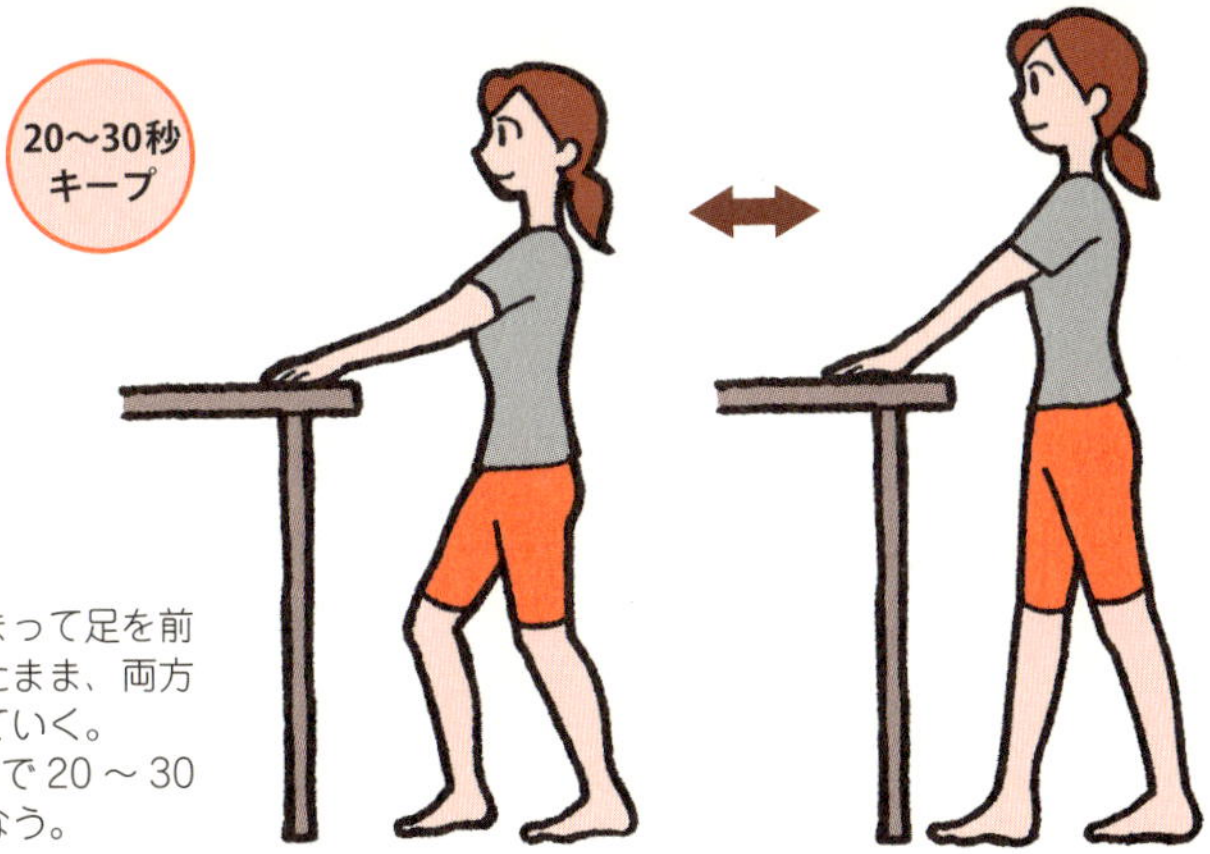

机や椅子の背などにつかまって足を前後に開く。踵は床につけたまま、両方の膝を曲げて腰を落としていく。
筋肉や腱が伸びたところで20〜30秒キープ。左右、両方行なう。

太ももの前側「大腿四頭筋」を伸ばす

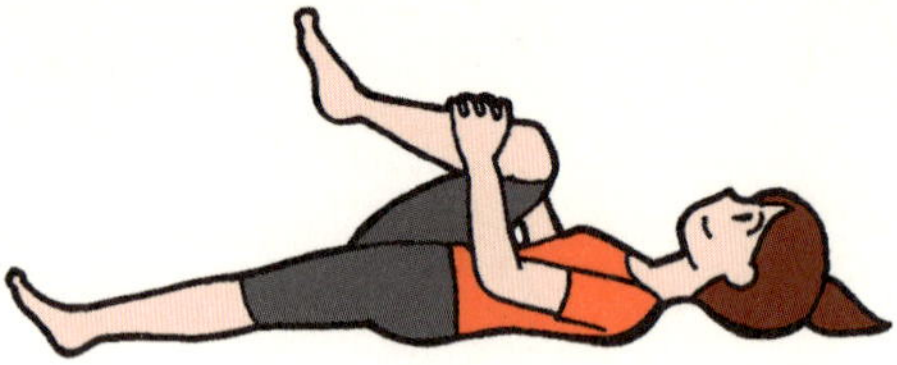

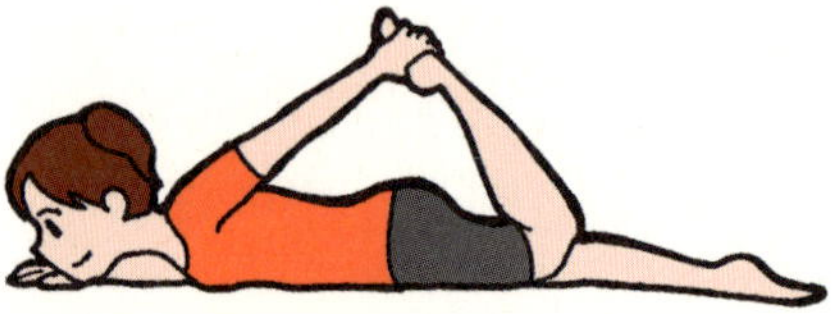

できる人はうつぶせになって膝を曲げ、左の足先をつかんでキープする。脚を替え、同様に。

太ももの内側「内転筋」を伸ばす

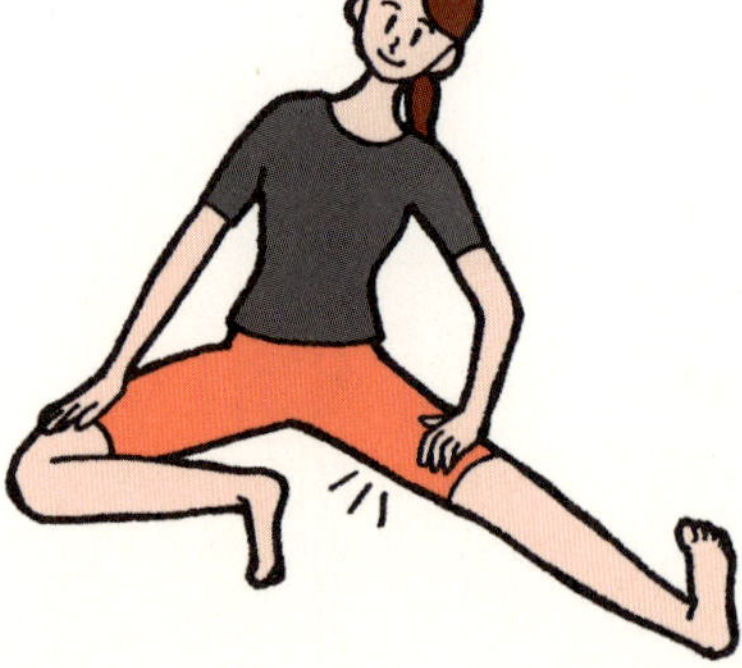

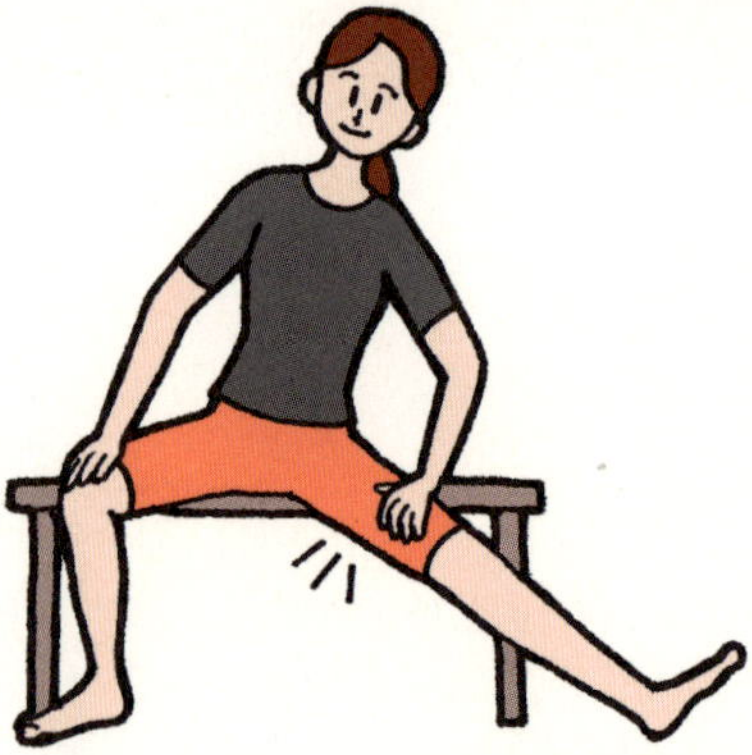

いずれかの姿勢で、痛みのない範囲で最大限に内転筋を伸ばし、30 秒キープ。
伸ばした膝を曲げないように注意。

ふくらはぎ「下腿三頭筋」を伸ばす

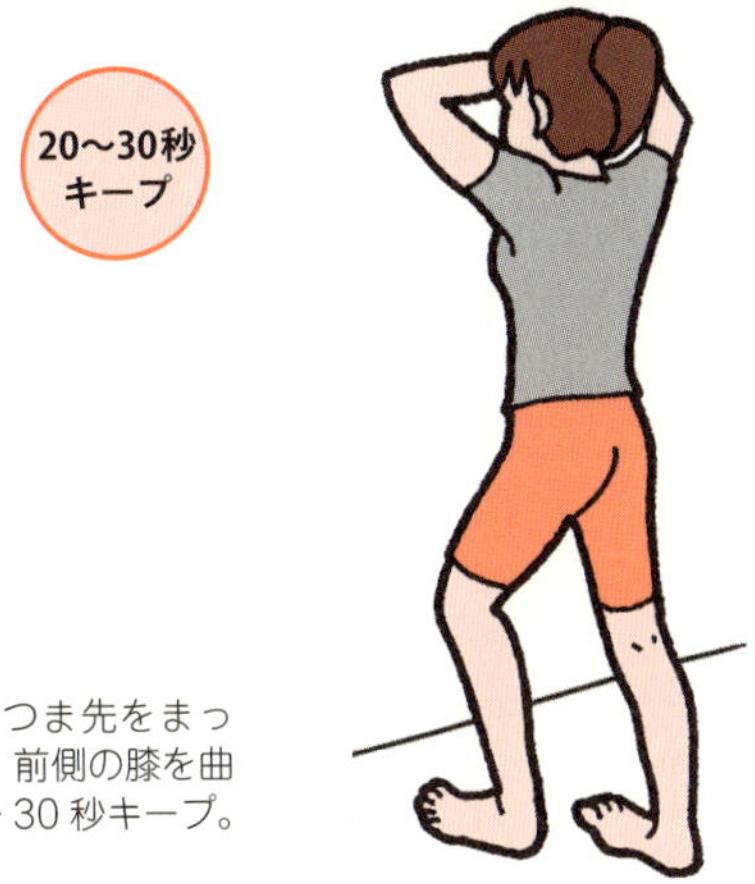

壁から30cmほど離れて立ち、つま先をまっすぐ前に向けて脚を前後に開く。前側の膝を曲げ、腰を前方に押し出して、20～30秒キープ。左右、両方行なう。

すねの「前脛骨筋」を伸ばす

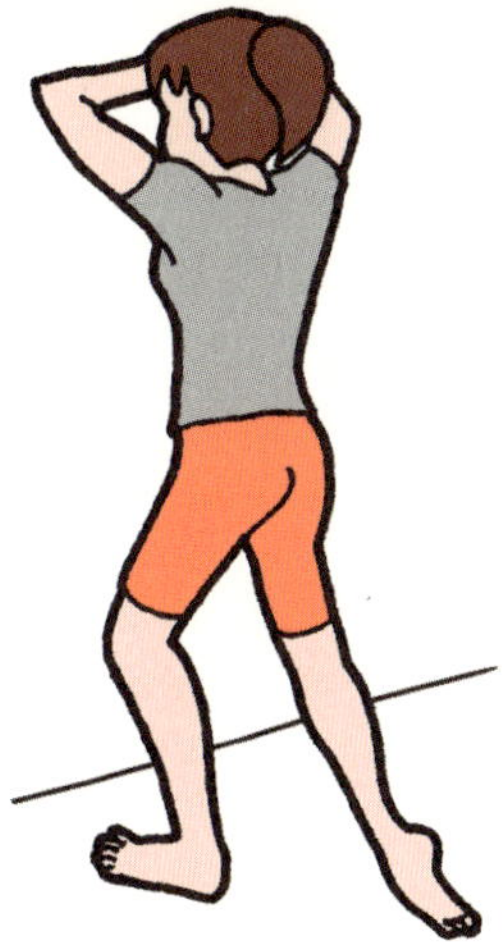

上のストレッチングのあと、後ろ側の足の甲を床につけ、すねの前側を伸ばして、キープする。

ワンポイント

ストレッチングは1日3回を目安に行ないます。とくに、筋肉がリラックスしているお風呂上がりに行なうと効果的です。

膝を支える筋肉を鍛える運動

簡単な動きでも負荷をかけることで筋肉は鍛えられる

運動療法は、痛みそのものを軽くするというものではありません。痛みの原因のひとつとなっている筋力の低下を補い、膝などの関節の動きの範囲を広げることにあります。

筋肉を使わない状態、たとえば入院などで安静にしている状態が4～5週間も続くと、大腿四頭筋の筋力は約20パーセントも低下してしまいます。

筋肉を鍛えるためには、痛みのない場合は、なるべく負荷をかけるようにします。

筋肉を伸ばしたり縮めたりしないで、力を加え、緊張させる「マッスルセッティング」は関節を直接動かさないので、簡単にできますから、ぜひ取り入れていきましょう。

左右別々に行なう運動では必ず両方を均等に動かす

日常生活でスムーズな動きを確保するためには、左右の筋肉をバランスよく鍛えることも大切です。

それは、片方の膝だけに故障がある場合でも体重のバランスが悪くなることで、よいほうの脚にも負担がかかり、傷めてしまうことが多いからです。

片方ずつの運動をするときには、必ず左右の脚を均等に動かすように気をつけてください。

また、比較的弱い運動を持続的に続けることが筋力アップのためのポイントです。

太ももの前側「大腿四頭筋」を鍛える

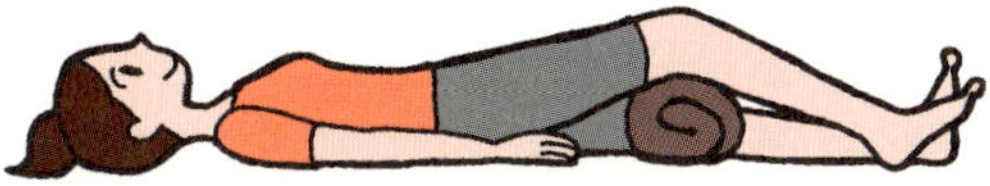

1．仰向けに寝るか、座った姿勢で片方の膝の下に7.5cmに丸めたバスタオルを置き、軽く膝を伸ばしながら、セッティングを行なう。ももの前側の筋肉が硬く膨らみ、膝のお皿が引き上げられるような感じを意識しながら、2～3秒、力を入れる。両脚交互に20～30回。

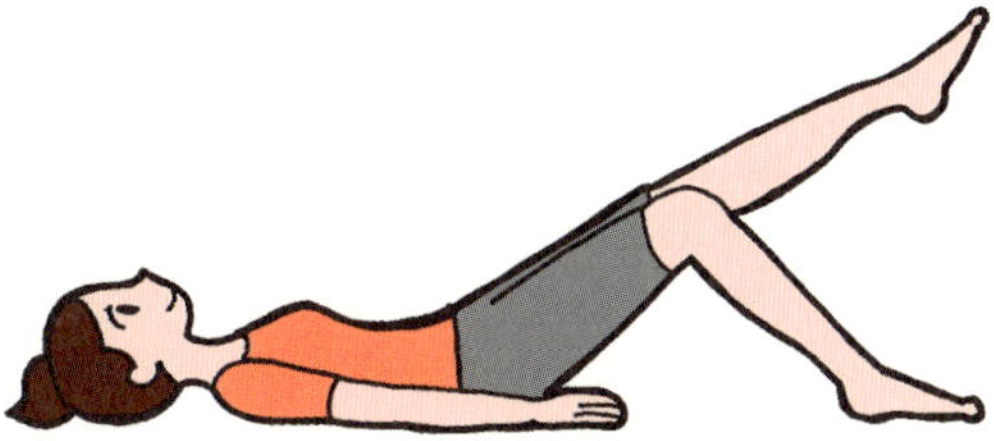

2．1の姿勢でバスタオルは取り、脚を45度上げて2～3秒キープする。両脚交互に20～30回行なう。腰痛予防のため、反対側の脚は屈曲しておく。

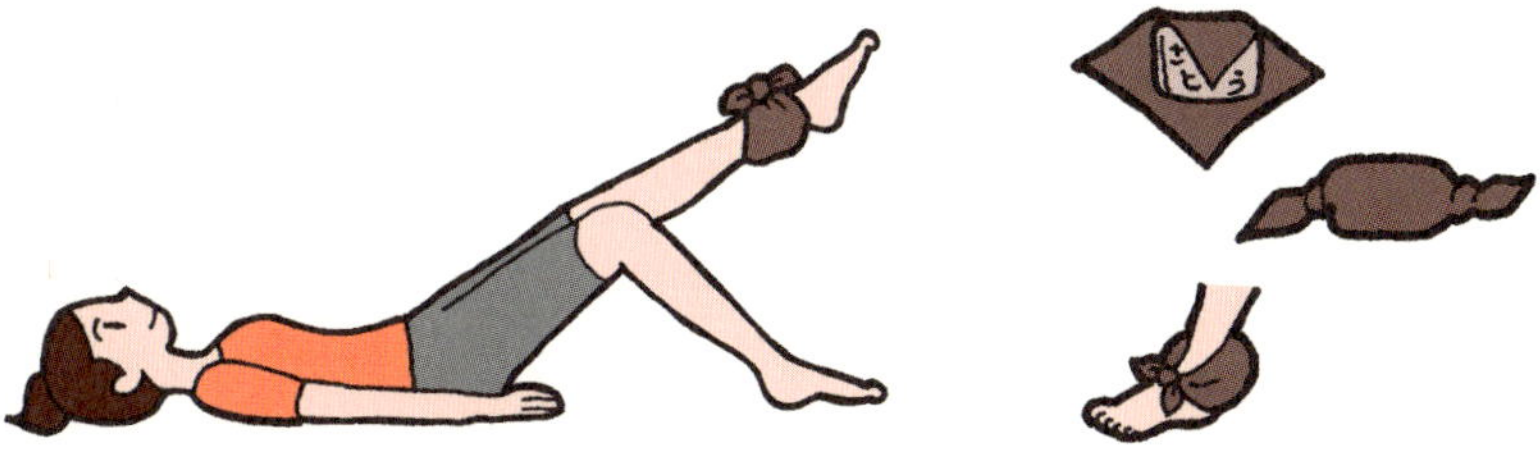

3．2が簡単にできるようになったら、足首に重りをつけて、同じ動作を行なう。重りは市販の1kg程度のウエイトベルトを使うが、家庭にある砂糖や塩の袋を風呂敷で巻いて代用することもできる。

太ももの前側「大腿四頭筋」を鍛える

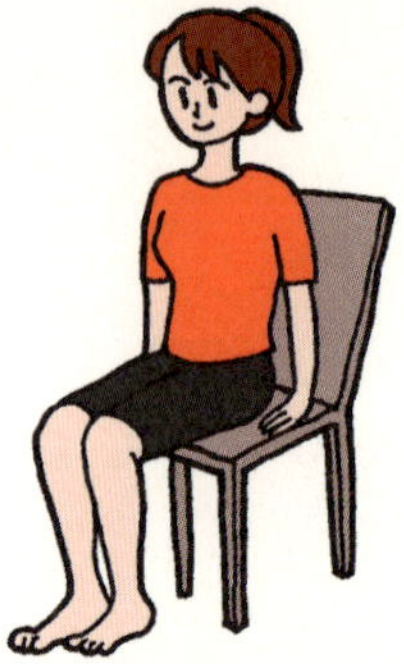

安定した場所においた椅子に深く腰かける。

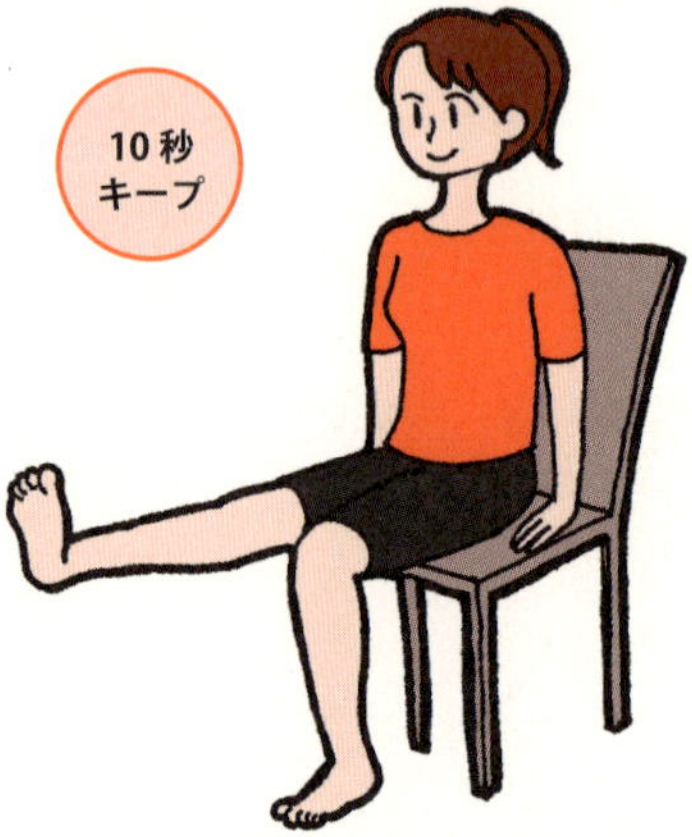

太ももの前側を意識しながら、片脚をゆっくりまっすぐになるまで上げる。
10秒キープしたら、ゆっくり下ろす。逆の脚も同様に。

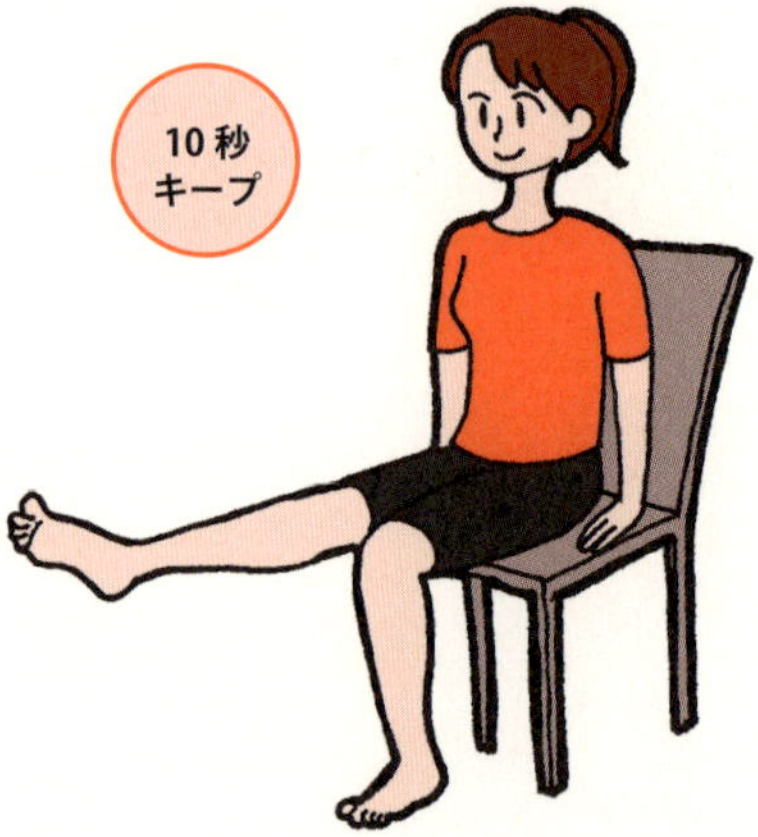

片脚をゆっくりまっすぐになるまで上げ、太もも内側を意識しながら膝の内側を天井のほうに向けるようにひねる。10秒キープしたら、ゆっくり下ろす。逆の脚も同様に。

太ももの内側「内転筋」を鍛える

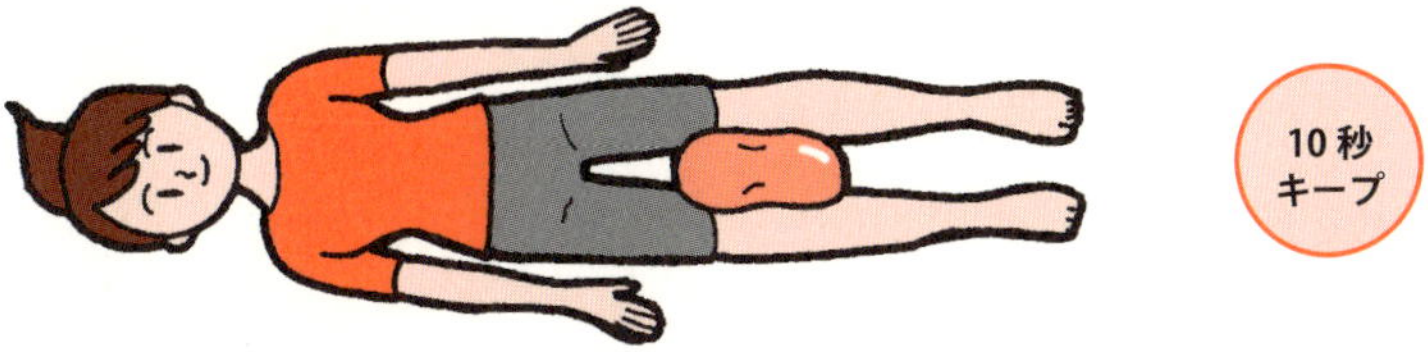

膝のあいだに 20 ～ 30cm のボールを挟む。このとき、膝はねじらないように、平行に移動させること。
太ももの内側を意識しながら、ボールを強く挟んで 10 秒間キープ。

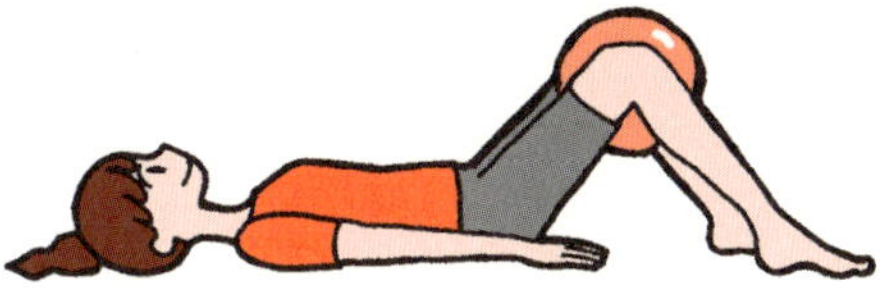

膝を伸ばしにくい人は、無理をしないで、膝を立てて行なう。

太ももの後ろ側「ハムストリングス」を鍛える

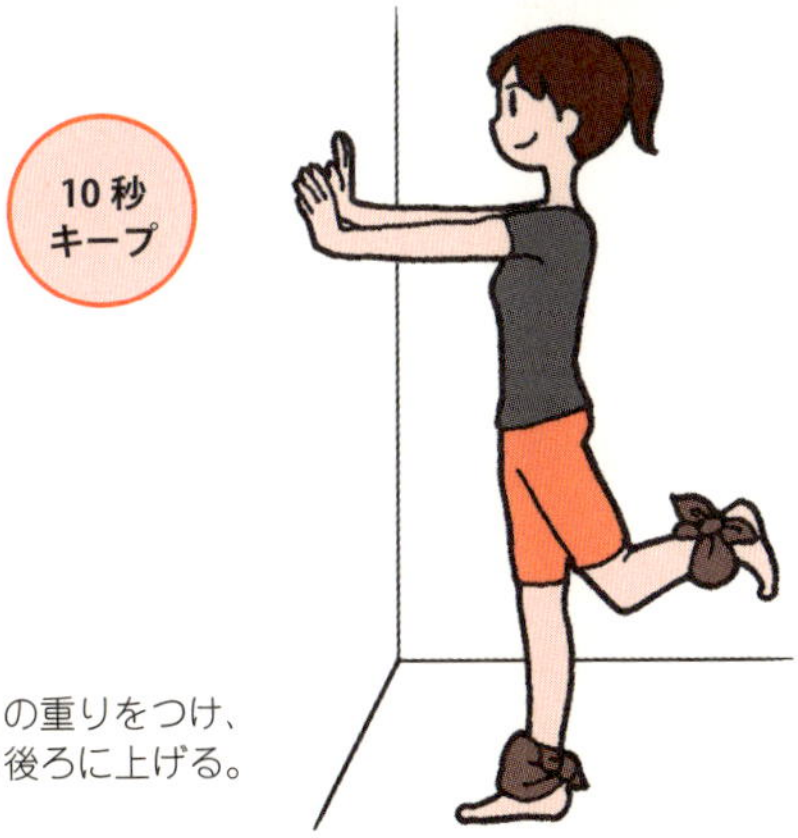

壁に両手をついて立つ。脚には 500 g ～ 1 kg の重りをつけ、太ももの裏側を意識しながら、片脚をゆっくり後ろに上げる。
10 秒キープする。反対側の脚も同様に。

ふくらはぎ「下腿三頭筋」を鍛える

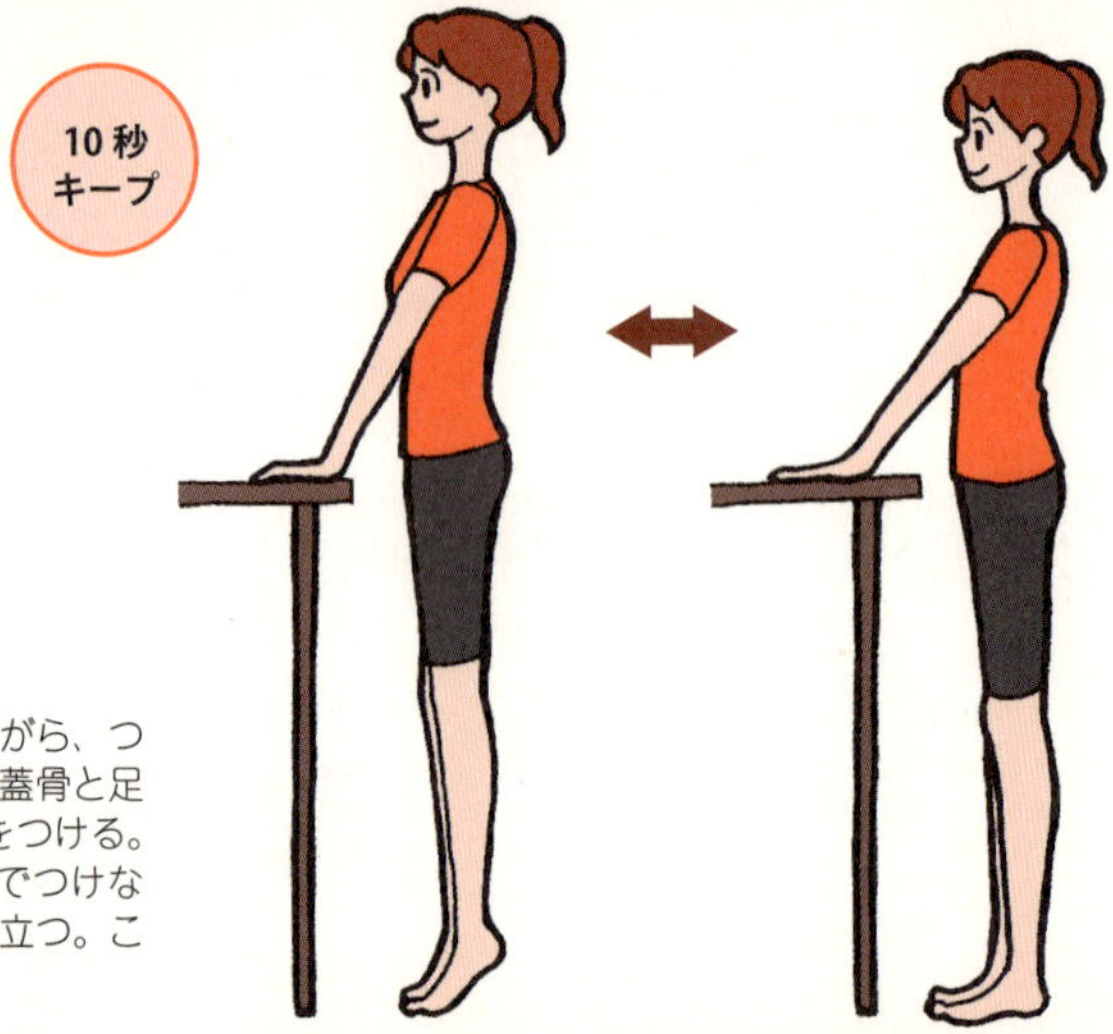

台の前に立って、両手をつきながら、つま先立ちをする。このとき、膝蓋骨と足の親指が一直線になるよう、気をつける。10秒キープしたら、踵を下までつけないくらい下ろし、再びつま先で立つ。これを20回繰り返す。

すねの「前脛骨筋」を鍛える

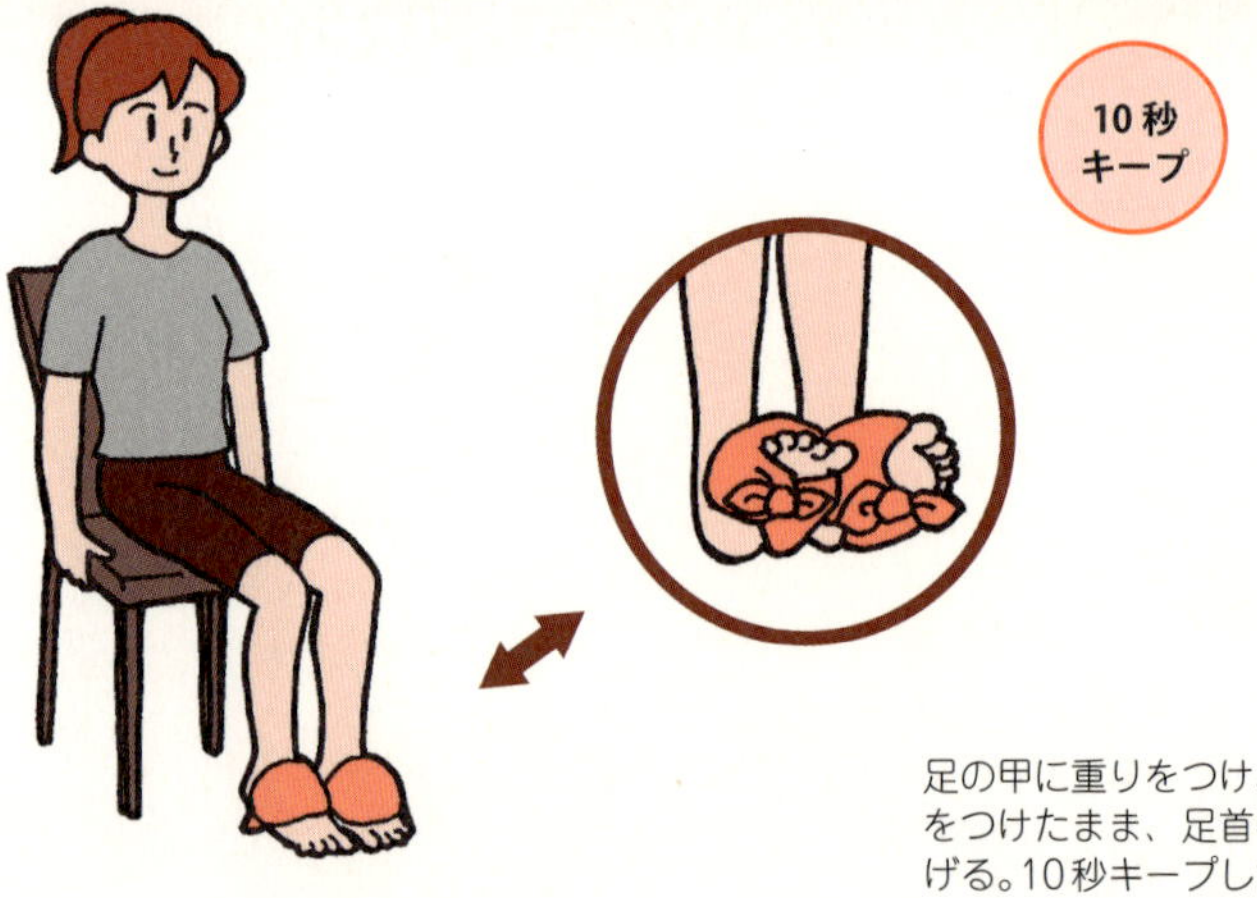

足の甲に重りをつけ、椅子に座り、踵をつけたまま、足首をゆっくり上に曲げる。10秒キープしたら、下に下ろす。

お尻の横「中殿筋」を鍛える

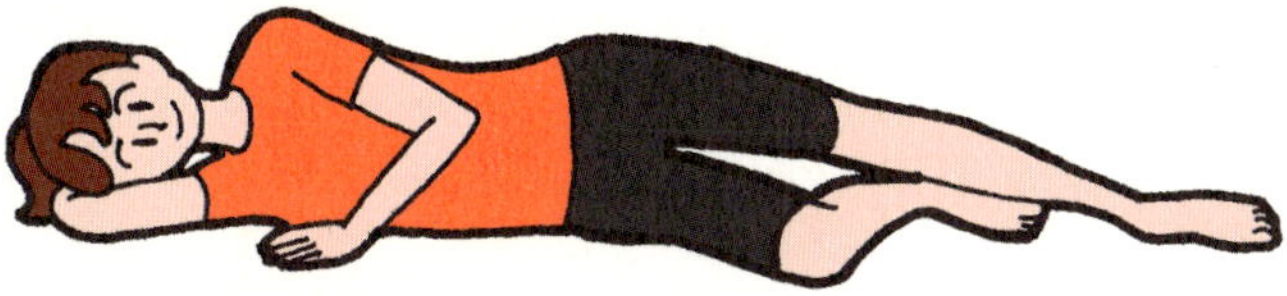

横向きに寝て、下側の脚を少し曲げて前に出す。

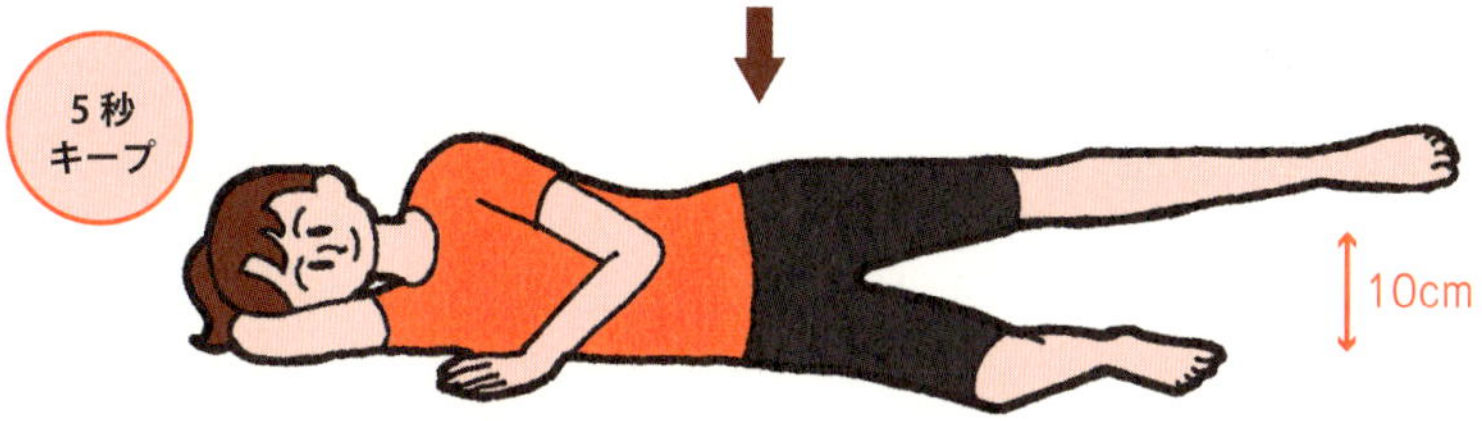

脚を伸ばしたまま、床から10cm上げ、5秒キープ。このとき、お尻が後ろに引けたり、脚が前にいったりしないよう注意。体の向きを替え、反対側も同様に行なう。

お尻の後ろ「大殿筋」を鍛える

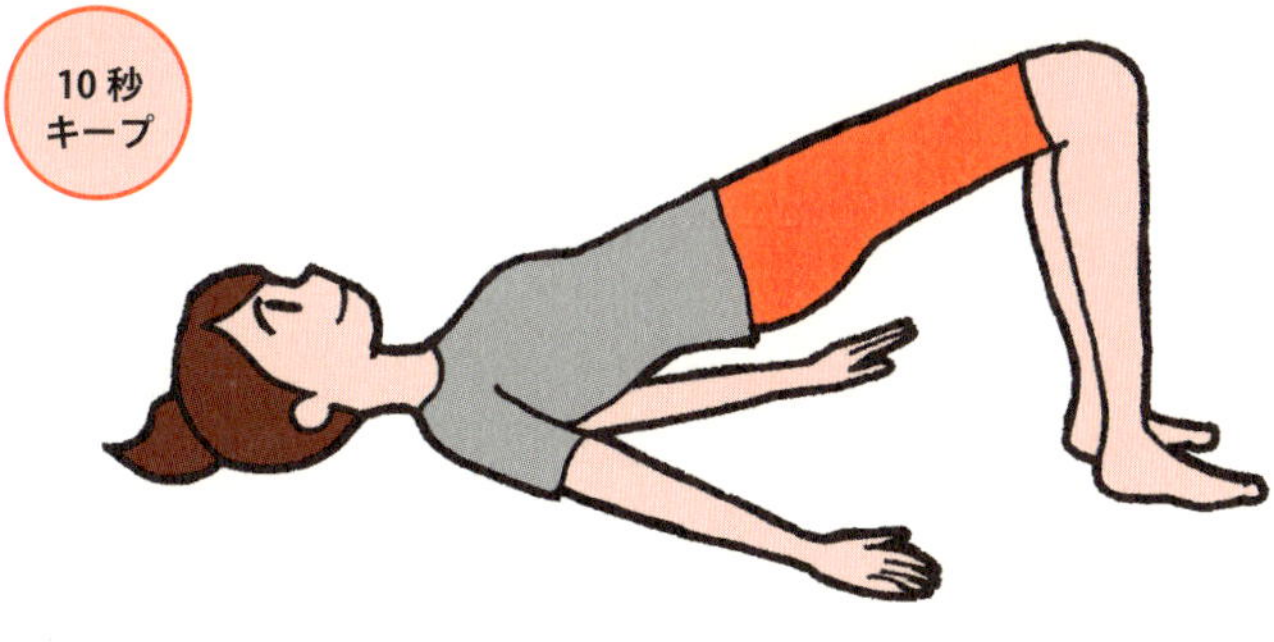

仰向けに寝て、両膝を立て、お尻を持ち上げる。
10秒キープし、同じ動作を5回繰り返す。

膝痛を軽減する歩行療法

歩かないでいると、筋力が低下し、膝にかかる圧力は大きくなる

膝はさまざまな原因で痛み、その症状も人それぞれです。膝を悪くしてしまうと、歩くことも億劫になってしまいがちですが、それでは、脚の筋力が衰え、ますます痛みが増えることになってしまいかねません。

歩かないでいると、膝を支えている大腿四頭筋が衰えてきます。その結果、膝にかかる圧力は大きくなり、余計に負担がかかってしまいます。

もちろん歩くときには膝に負担はかかりますが、膝を支えるための筋力の強化や減量を行なって、痛みがなくなってきたら、運動療法のひとつとしてウォーキングすることをお勧めします。

正しい姿勢で膝に負担のかからない歩き方を

膝に負担をかけない歩き方は、膝の悪い人にもそうでない人にも、ぜひ意識しておいてほしいことですので、ポイントをあげておきましょう。

- 背骨と腰を伸ばして、視線はまっすぐに
- 歩くリズムに呼吸を合わせる
- 肩の力を抜く
- 腕を大きく振る
- ウォーキングシューズは軽くて通気性のいいものを選ぶ
- 歩きやすい歩幅（身長の1／2を目安に）で踵から着地し、体重を移動してつま先で

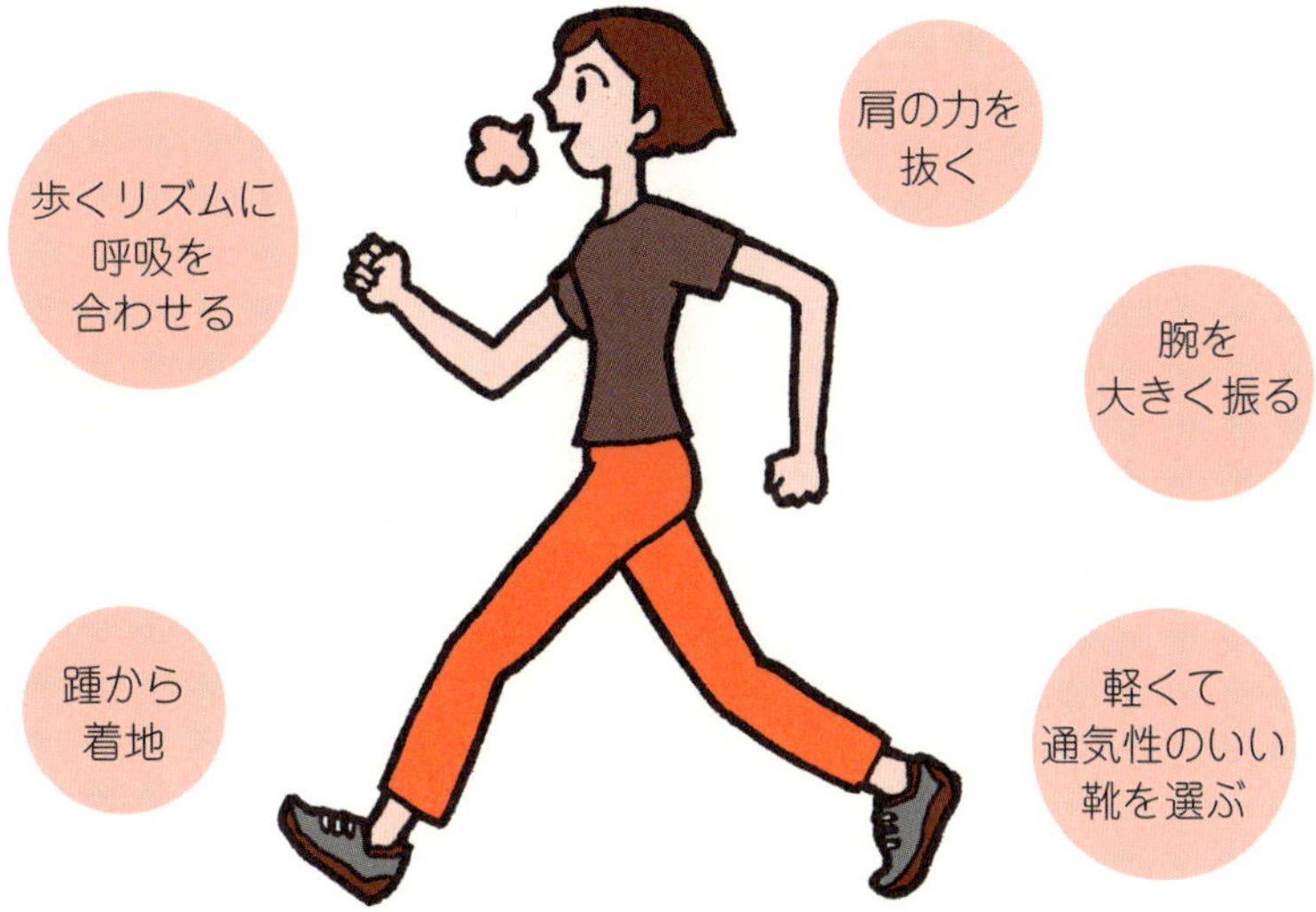
肩の力を
抜く
歩くリズムに
呼吸を
合わせる
腕を
大きく振る
踵から
着地
軽くて
通気性のいい
靴を選ぶ

蹴る

痛みがあるときや痛みが出はじめたら すぐに中止して、安静にする

ウォーキングは膝関節の周囲の筋肉に刺激を与え、血行を促してくれます。

しかし、もともと膝関節痛のある人が、強い運動や長時間の運動、頻度が多すぎる運動を行なうと、かえって膝の痛みを悪化させることもあります。

痛みがあるときには、無理をせず、歩きすぎないようにします。歩いている途中で、痛みを感じたら、その日のウォーキングは中止します。

また、**階段や坂道は膝に負担をかけますから、平坦な道を歩く**ようにしましょう。

一度に長い時間歩くのではなく、30分歩くなら、15分を2度に分けて歩くなど、緩やかな運動を心がけます。

転倒防止のため、必要と感じたら、杖を使うといったことも大切です。

膝への負担が少ない水中ウォーキング

水中の浮力を利用して、負荷を感じながら歩いてみる

水中では浮力が働き、水中にある体積とおなじ水量だけ軽量化するので、膝への体重負荷は少なくなります。

そのため、陸上では体を動かすたびに体重負荷が加わって膝に疼痛を覚える人でも、水中では体重負荷が小さくなり、楽に体を動かすことができます。

ただ、冷水プールだと、体が冷えてしまったり、脚がつったりしますので、温水プールを選びましょう。

温水プールでは、新陳代謝も促進され、膝関節部に限ってみても血流が増加し、疼痛緩和の効果が得られるうえ、膝周辺のリラクゼーションが図られます。

水中ウォーキングでは、水の抵抗力によって、スピードを変えることで運動量の調節ができます。遅く動くと軽く、速く動くと重くと、自在に変えることができます。

陸上での器具を使ったトレーニングよりも安全で効率のよい全身運動を行なうことができます。

どんな方法で歩けば効果的か?

具体的に水中ウォーキングの方法をご説明しましょう。

25メートルのプールであれば、水深は胸からおへそのあいだのレベルで、ゆっくり大股で歩き、反対側についたら、一休みします。

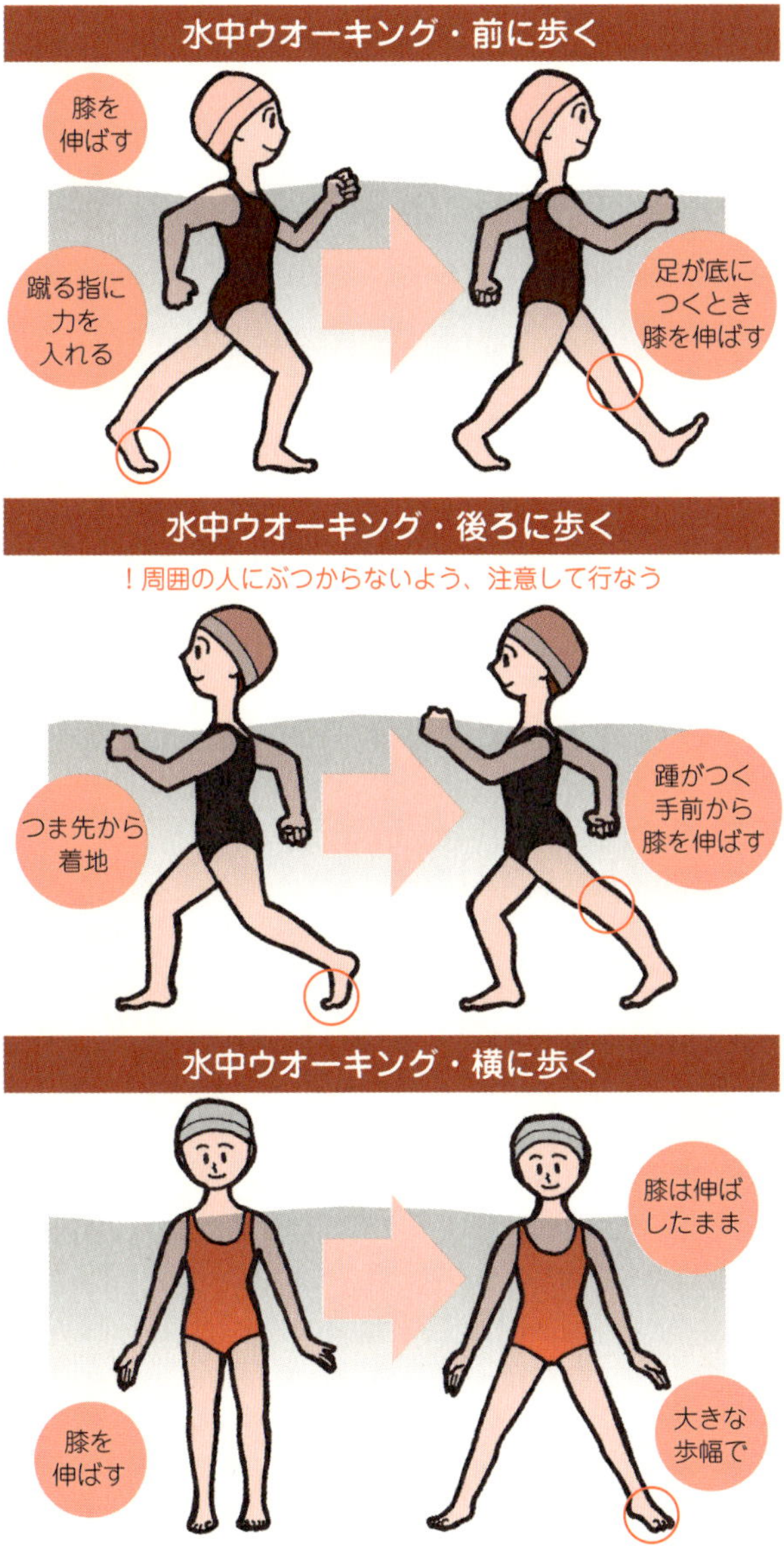
水中ウオーキング・前に歩く
膝を伸ばす
蹴る指に力を入れる
足が底につくとき膝を伸ばす
水中ウオーキング・後ろに歩く
！周囲の人にぶつからないよう、注意して行なう
つま先から着地
踵がつく手前から膝を伸ばす
水中ウオーキング・横に歩く
膝を伸ばす
膝は伸ばしたまま
大きな歩幅で

呼吸を整えて、また歩きます。これを繰り返して、合計で15分から20分くらい歩くのがよいでしょう。慣れてきたら、1往復（50メートル）ごとに休みをとるようにします。

前歩きだけでなく、後ろ歩き、横歩きなども組み合わせて行なってみます。

膝周辺筋（とくに大腿四頭筋）を鍛えるために、プールサイドに腰かけて、バタ足運動を追加するのもよいでしょう。

これらの運動を最低週1回のペースで、できれば週2回以上、定期的に行なうと効果的です。

PART 5

膝に負担をかけない
日常生活の知恵

正座は膝痛を起こす思わぬ落とし穴

日本では礼儀正しいとされる正座
膝にとっては大きな負担

日本では礼儀正しく、美しいとされている正座ですが、実は大きく曲げすぎた膝は思った以上の負担を受けています。

深く曲げているだけではなく、そのうえに脚には体重がかかっているのですから、膝にとっては、決して望ましい形ではありません。

どうしても正座をしなければならないときには、座布団を半分に折って、お尻とふくらはぎのあいだに挟むとよいでしょう。膝が曲がる角度を減らして膝への負担を軽減してくれるからです。

介護用品売り場などで、お尻の下に入れるさまざまな正座補助具が販売されていますから、これらを利用することもよいでしょう。

また、正座にかぎらず、生活を洋式に変えることも、膝痛予防になります。

たとえば、和式のトイレは少なくなっていますが、公共のトイレを使う場合でも、できるだけ洋式トイレにします。膝を強く屈曲させてしゃがみこまなければならない和式のトイレは、膝に無理な力をかけています。

畳に直接座るよりも椅子に腰かける、蒲団をやめてベッドで寝るようにするなども有効です。

全般的に和式よりも洋式の生活のほうが膝への負担は少なくなります。まわりを見まわせば、工夫するところはたくさんありますから、できるところから変えていきましょう。

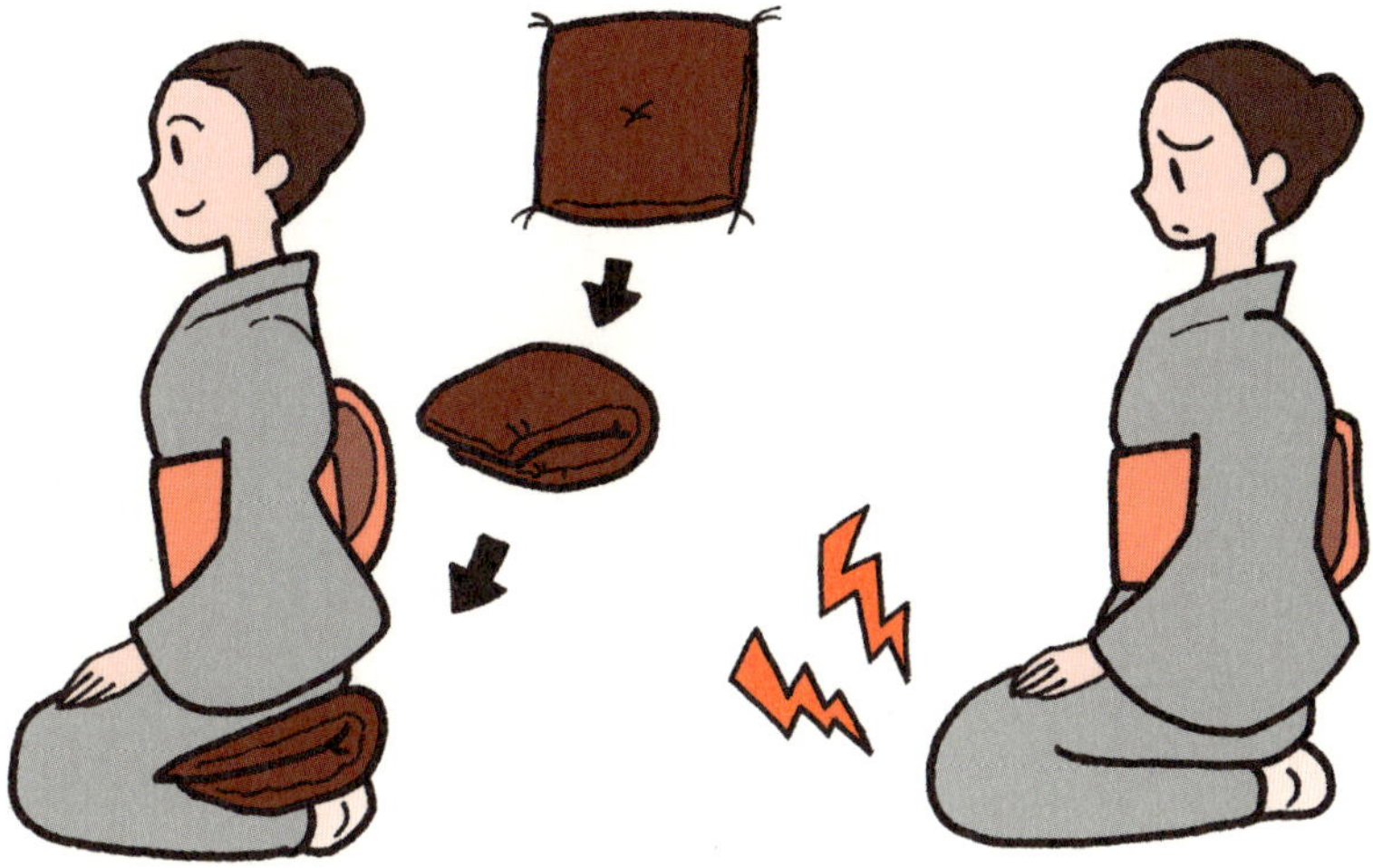

正しい姿勢で日常生活を送る

また、人の体はそれぞれの関節が正しく働いて体重を支えていますから、体の中心にある背骨に歪みが生じると、腰痛や肩こり、膝痛を招いてしまうこともあります。

長時間椅子に腰かけたままのデスクワークを毎日続けていると、血液の流れが滞る、体の一部分に不自然な力がかかって、もともと痛みのなかったところにも痛みが生じてしまうということもあります。

椅子に座るときには、脚を組むのはやめて、深く腰かけます。

同じように、歩くときや立っているときの自分の姿勢にも気を配るようにします。

膝に異常のある人は動きはじめるときに痛むことが多いので、歩きはじめる前には座ったまま膝の曲げ伸ばしを2～3回行なうようにします。これだけでも、歩きはじめの痛みを軽くすることができます。

膝に負担をかけない階段の上り下り

階段の上り下りは痛む脚を曲げないようにする

平らな場所を歩くとき、垂直方向の重心の移動の幅は、成人で4・5センチメートルといわれています。これに対して階段の上り下りでは、一段ごとにその段の高さだけ重心を上げたり下げたりするわけで、膝の関節には体重の5〜10倍の力が加わるといわれています。

このように、負担の大きい階段の上り下りを行なうにはどうすればよいでしょうか。

一般的には上るときには故障のない健脚から上り、一段ごとに両足をそろえるようにします。逆に下りるときには痛みのある脚を先に下ろし、一段ごとに両足をそろえます。

つまり「故障のある脚は故障のない脚より下にある」ことになります。

こうすると、故障のある脚は伸びたままで階段の上り下りができるのです。

階段に手すりがある場合は、手すりにつかまって、一段ずつ両足をそろえながら上り下りします。

手すりを使うときも、足を出す順番は同じで、痛みのない脚から上り、下りるときには痛みのある脚を先に下ろします。

手すりがないときには、杖を使うとよいでしょう。

杖は痛む側の脚と反対の手に持ち、杖を下ろしてから痛む側の脚をそろえ、最後に痛みのない脚をそろえるようにします。

階段の上り方・下り方

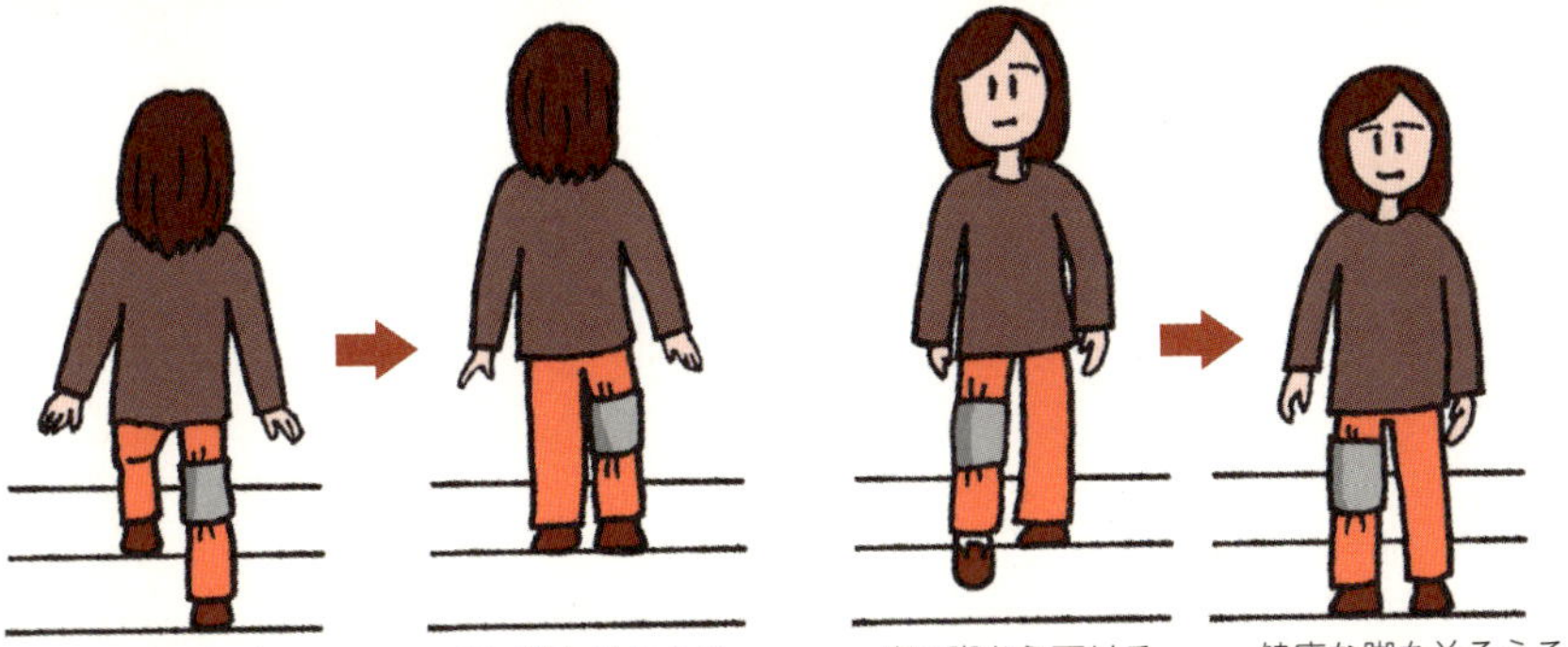

健康な脚から上る　痛い脚をそろえる　痛い脚から下りる　健康な脚をそろえる

手すりを使って階段を下りる

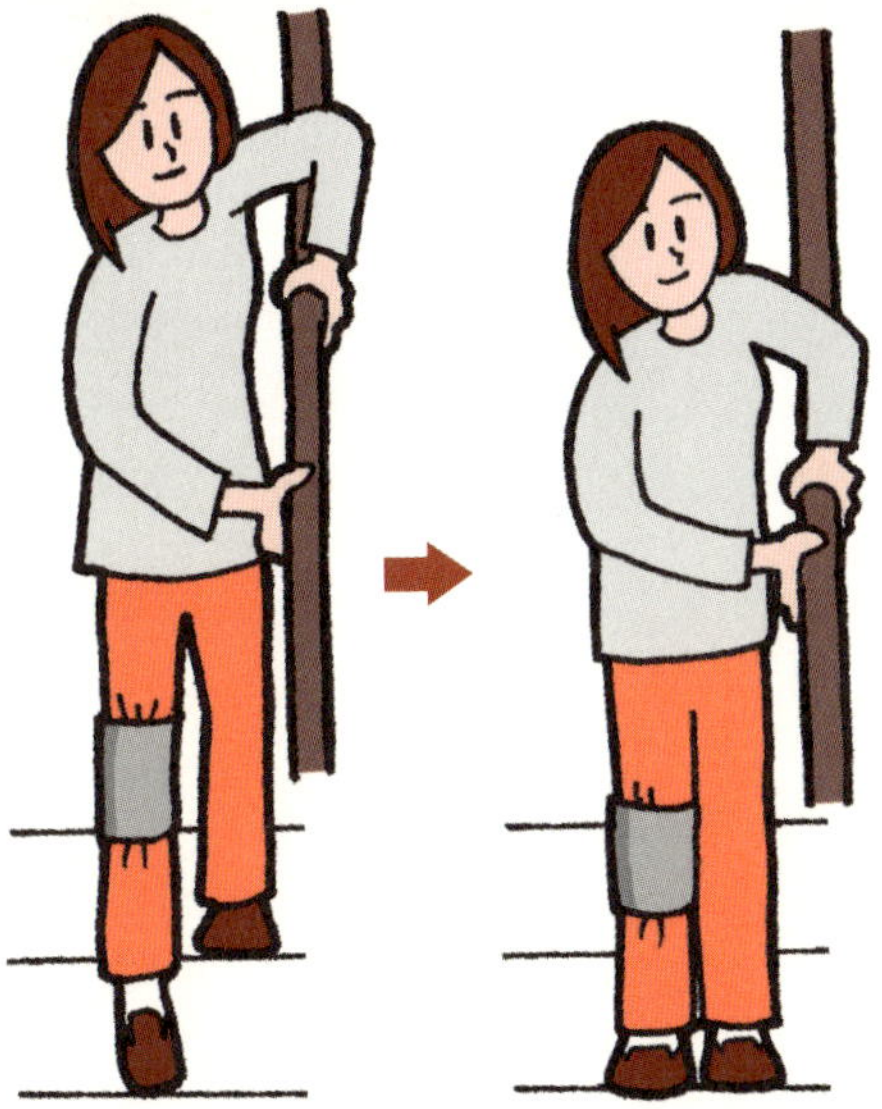

前方の手すりを持ち
痛い脚から下りる

健康な脚をそろえる

杖を使って階段を上る

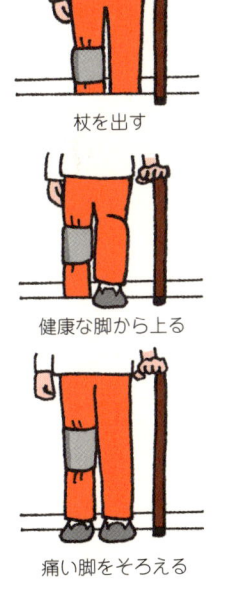

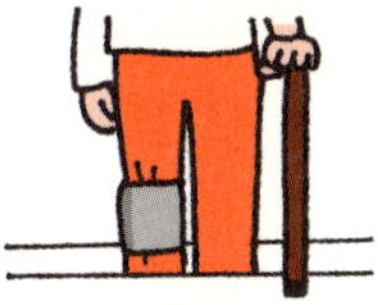

杖を出す

健康な脚から上る

痛い脚をそろえる

杖の選び方とつき方

杖は膝への負担を減らすだけでなく、バランスをとるためにも有効

膝の状態がかなり悪く、痛みのある患者さんでも「杖を使うほど悪くありません」「杖はお年寄りみたいだから……」と、杖を使うことをいやがる人が少なくありません。

しかし、杖を正しく使えば、膝への負担は軽くなり、変形性膝関節症の悪化を防ぐことになります。また、杖を使うことによってバランスをとりやすくなりますから、転倒防止といった点からも大切です。

階段よりもエレベーターやエスカレーターを利用したほうが安全ですが、階段を使う必要があるときには一段一段、ゆっくりと上り下りします。

さて、正しい杖の選び方ですが、握りは持ちやすい形をしていて、まっすぐ前方を向いているのが一般的です。

長さは、杖をつま先の斜め前方について、肘が30～40度曲がった状態で、いちばん腕に力が入りやすい位置を目安にします。

杖は痛い脚の反対側の手に持ちます。そして、痛い脚と杖を同時に出すのが、正しい方法です。

また、杖の先はとがったものではなく、滑らないように滑り止めのゴムをつけたものを使用します。

「転ばぬ先の杖」というように、痛みのある脚に杖を使うことは、さまざまな症状の悪化を防ぐことにもつながります。

杖の選び方

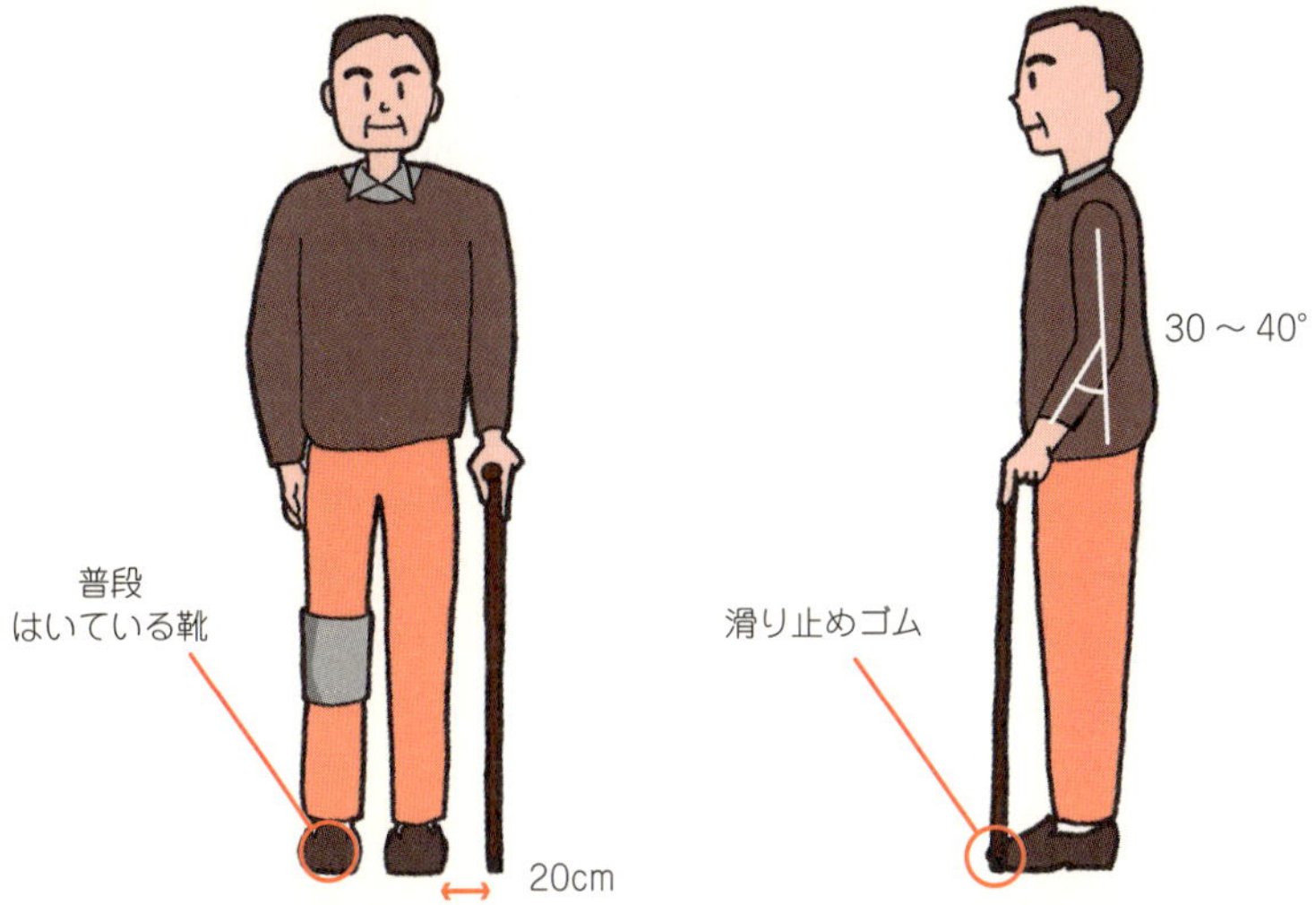

杖を用いた歩行

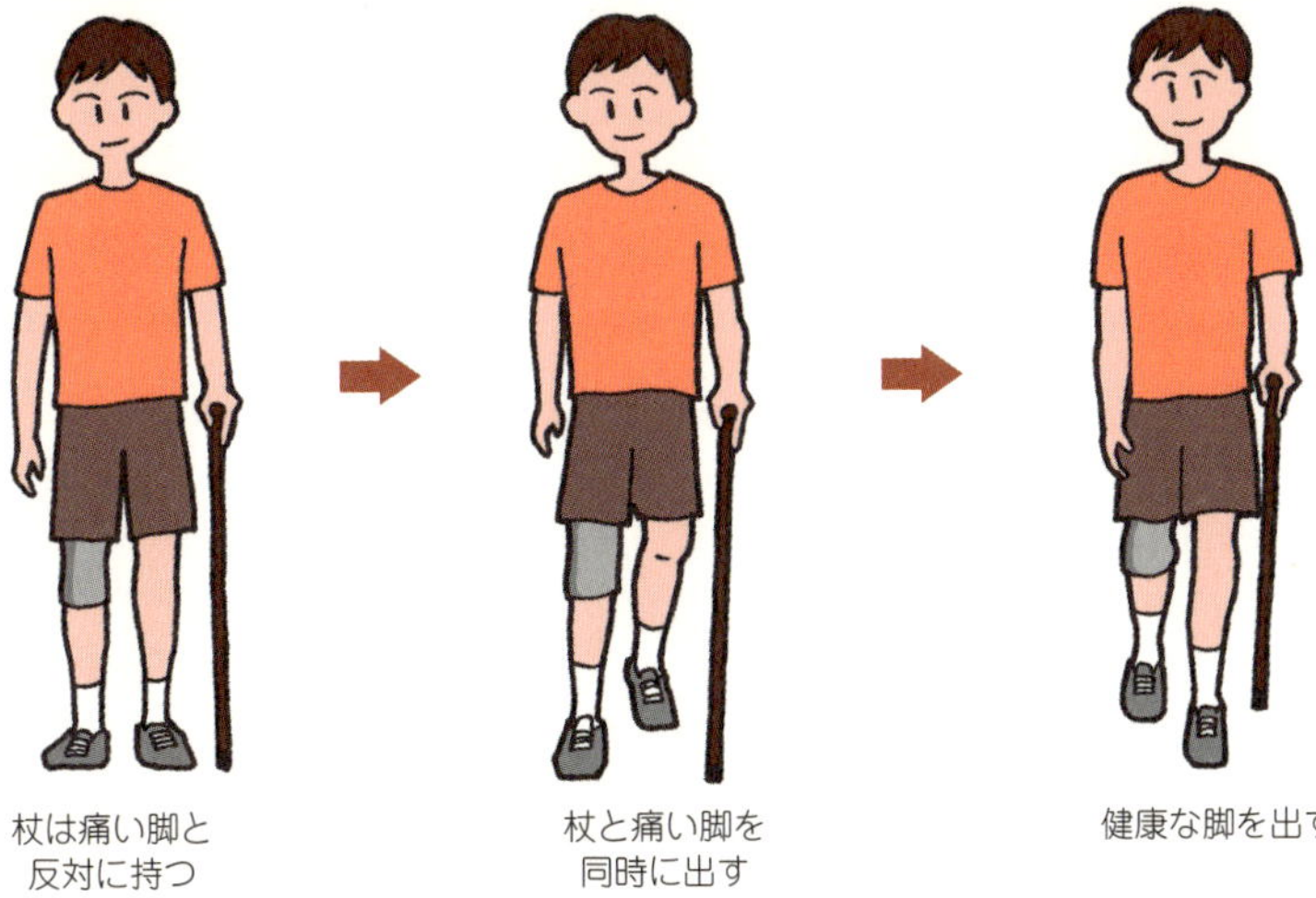

上手な靴の選び方と足底装具

自分の足に合ったヒールの高すぎない靴を選ぶ

靴選びで大切なことは、靴を足に合わせるということにつきます。できれば足の型をとったうえで靴を作ることがベストです。

市販の靴では足長と足周（ボールガース）を基にサイズとウィズ（靴のボール部分の大きさ）が決められているので、これを参考に靴を選びますが、残りの寸法は考慮されません。ですから、靴を購入するときにはサイズとウィズのバリエーションが豊富であること、足の採寸を行なってくれること、中敷など何らかの方法で微調節を行なってくれることを基準に販売店を選びたいものです。

靴選びのポイントをまとめておきましょう。

①靴の踵部分に踵をしっかり包みこむような適度な硬さがある　②足の甲の部分まで覆っている　③蹴り出しを補助するように靴底に適度な硬さと弾力がある　④足指の関節が曲がる　⑤足の指が動かせるゆとりがある

とくに、変形性膝関節症の患者さんに勧められる靴の特徴は、足が着地したときにぐらつかないようにヒール部分が広く、低いということです。

同時にカウンター（踵部分の補強芯）がしっかりしていること、ウィズが足にあっていることも大切な条件です。

足は、歩行中に左右に大きく動くものですが、この動きを靴でしっかり支えていなければ、本来、左右の動きのない膝関節に大きな

靴（木型）作成に必要な足の寸法

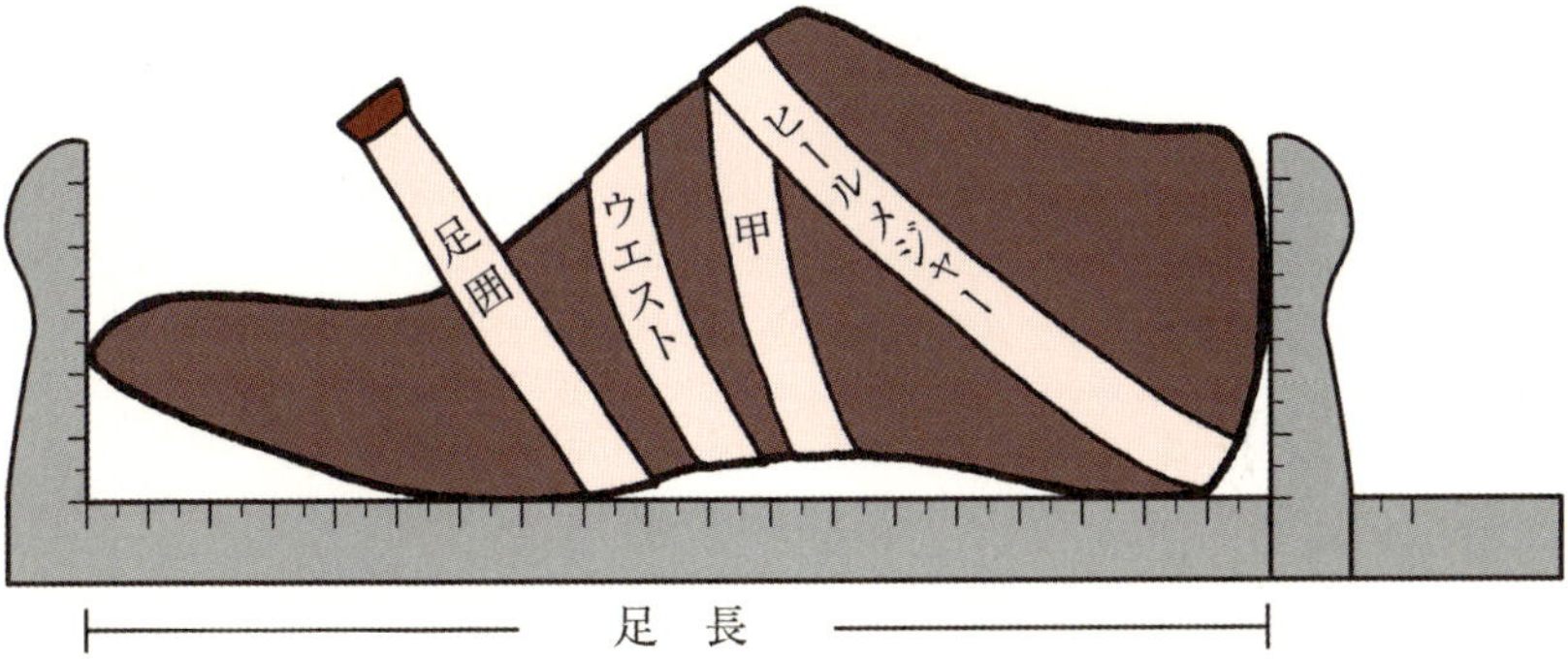

ストレスが加わることになります。この左右の動きをコントロールするだけで膝の痛みが和らぐこともあります。

足底装具を使って痛みを和らげ、バランスを取り戻す

変形性膝関節症の初期の段階では、中敷きの使用を患者さんに勧めることがあります。変形性膝関節症には膝が内側に曲がる外反変形と、外側に曲がる内反変形とがあります。内反変形のときには、踵の下の外側にクサビ状のものを置くと、膝の外側にも力が分散し、変形の予防とコントロールができるので、足底装具として中敷きを使います。

逆に外反変形のときにはクサビ状のものを脚の内側に置きます。ただし、この場合は外反母趾や扁平足への影響がありますから、その他の足底装具の要素が追加されることもあります。

いずれにしろ、足底装具は専門医、専門の義肢装具士と相談のうえ、使うようにします。

サポーターを上手に使って、膝を保温する

サポーターは膝を保温し、安定性を高めてくれる

膝痛には、よくサポーターが用いられます。

膝関節用のサポーターは、大きく分けて膝関節周辺の保温を目的としたものと、膝関節の固定性・支持性の補助を目的としたものがあります。

膝は冷えてくると、関節まわりの血流が悪くなり、痛みを起こしやすくなります。また、痛みや寒さのために関節自体がこわばって動かしづらくなります。

腫れや熱感などの症状がなく、「膝が冷えてくるとどうも調子が悪くなる」という場合には、あまり膝が締めつけられない、ゆったりしたサポーターをつけることによって、膝の保護と保温をするようにします。

ガクガクしたり、力の入らない膝には、固定性を補助するサポーターを

「膝に力が入りにくい」「膝がガクガクする」といった不安定感をもっているときには、固定性や支持性を目的としたサポーターを使います。

膝関節の変形が進んで、O脚やX脚がひどくなってくると、膝のまわりの筋肉にうまく力が入りません。また、痛みがある場合も、痛くて力を入れられなくなってしまいます。

膝に力が入らないと、歩行中や立ったり座ったりするときにうまく体重を支えられず、グラグラしたり、ガクガクしたり、膝折れがするといった不安定感が生まれてきます。

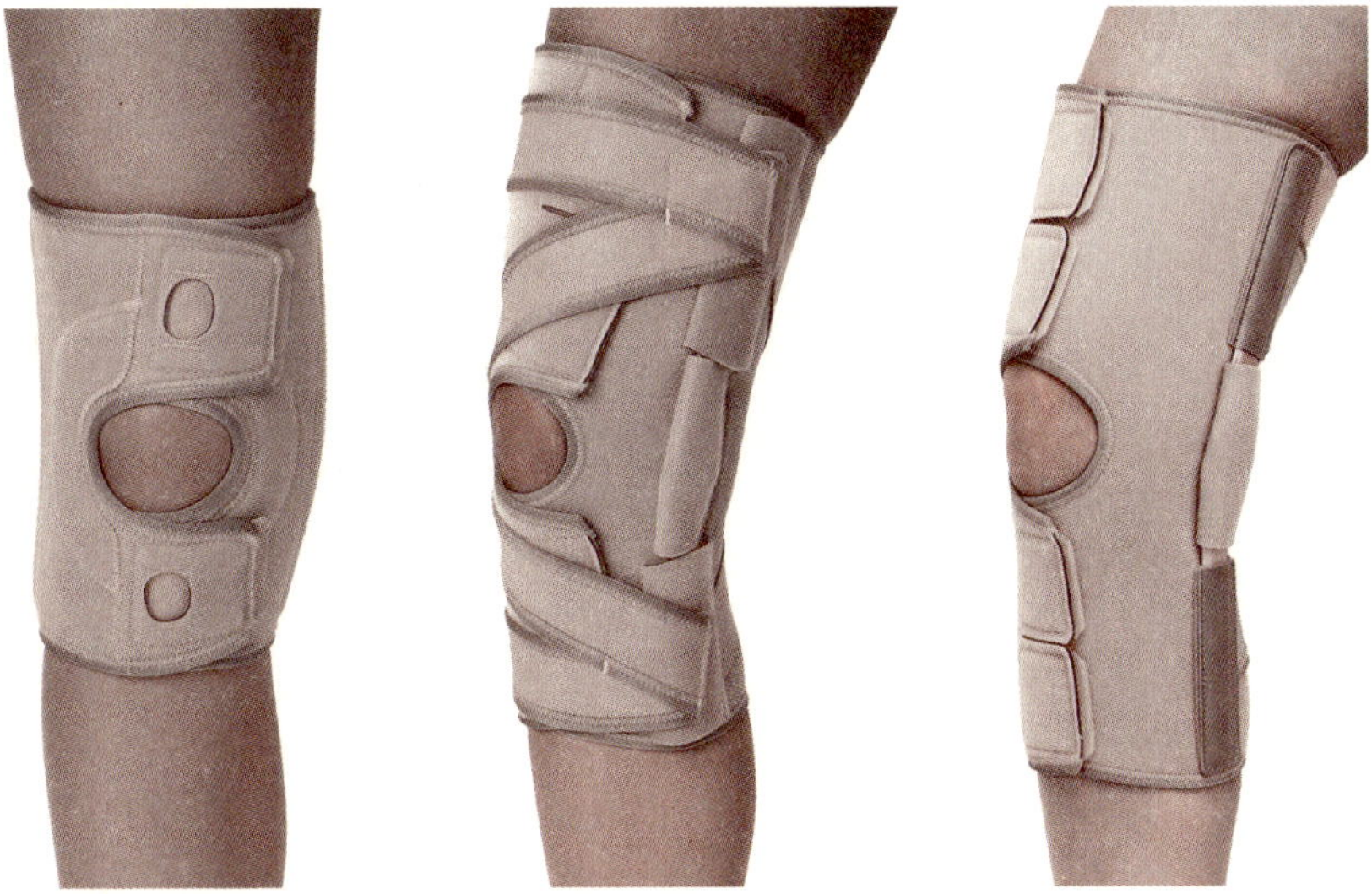

写真提供：日本シグマックス株式会社

このような場合は、ある程度しっかりしたサポーターが必要となります。少しきついと思うくらいのつけ心地で、膝を固定することによって、膝のまわりの筋肉に力が入りやすくなるのです。

膝の安定性が悪かったり、変形が著しい場合には、側面に支柱（金具）がついていて、膝の安定性を高めるようなサポーターを利用することもあります。

ただし、あまりきついものを長時間使用していると、膝や膝から下の血流が悪くなってしまい、かえって痛みが強くなることもあるので、注意が必要です。

サポーターはその材質によって、皮膚の弱い人などで接触性の皮膚炎（かぶれ）を起こすこともあります。そのときは、肌に合ったものを選びなおすか、サポーターの下にストッキングの切ったものをつけます。

サポーターや装具の選択は整形外科医に相談をして行ないましょう。

肥満を解消し、膝の負担を軽減する

自分の標準体重と肥満度を知り、ベストな状態に近づける

変形性膝関節症の関連因子として最も多く報告されているのは肥満で、とくに女性においては肥満と変形性膝関節症には、密接な関連性があるといわれています。

一般的には、男女ともに**45歳を超えるころから体脂肪量が増え**、筋肉量が低下してきます。そして、全身の筋肉のなかでもとくに脚の筋肉が衰えやすく、筋肉量も低下してきますから、どうしても**膝への負担は大きくなってしまう**のです。

ただ、最近の傾向として肥満とはいえない人でも、食べないダイエットをして体重だけを落とそうとするケースが少なくありませんから、自分が肥満かどうかの判断はきちんとしておきたいものです。

肥満は体脂肪が過剰に蓄積された状態で、いくつかの判断基準がありますが、いちばん簡単な方法をご説明しましょう。

それは標準体重から判断する方法です。

標準体重とは体を健康に保つ理想的な体重で、日本肥満学会がＢｏｄｙ Ｍａｓｓ Ｉｎｄｅｘ（ＢＭＩ＝体重（kg）÷身長^2（m））の値が22の近辺で最も肥満にともなう合併症の出現が少ないという統計に基づいて、次のように提示したものです。

標準体重（kg）＝身長^2（m）×22

そして、**標準体重がわかったら、自分の肥満度も知ることができます**。その計算式は、

$$\text{標準体重 (kg)} = \{\text{身長 (m)}\}^2 \times 22$$

例）身長 170cm の場合

170cm＝1.7m

標準体重＝1.7×1.7×22＝ 63.58 (kg)

$$\text{肥満度 (\%)} = \frac{\langle \text{体重} - \text{標準体重} \rangle}{\text{標準体重}} \times 100$$

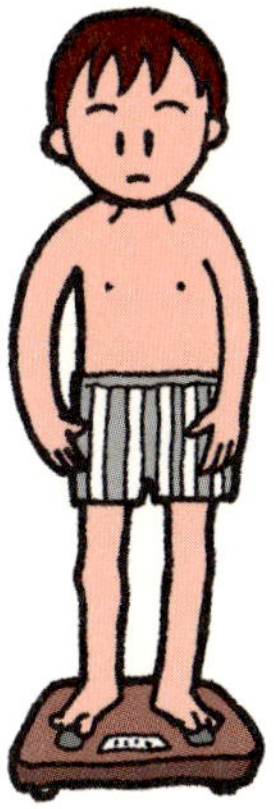

10%未満→**正常**　10～20%未満→**過体重**　20%以上→**肥満**

肥満度（％）＝〈（体重－標準体重）÷標準体重〉×100です。

計算で出てきた数字が10パーセント未満なら正常、10～20パーセント未満を過体重、20パーセント以上を肥満としています。

自分の体が肥満とわかったら、さっそくダイエットを、過体重の人は肥らない生活を心がけるようにしましょう。

実際に体重を10キログラム落としたら、膝の痛みが半減したというケースがあります。

ただし、痩せたからといって、膝の故障が完治するわけではありません。あくまでも膝に負担をかけないようにするために痩せるのですが、それは膝痛予防という点から考えても、とても大切なことなのです。

減量には忍耐も必要ですが、膝の痛みだけでなく、高血圧症や糖尿病などをはじめとする生活習慣病を予防するためにも必要なことですので、ベスト体重を目指すようにしましょう。

肥満を防ぐ食事のとり方

食事の内容ととり方をチェック
ゆっくりダイエットに挑戦

肥るということは、食べる量に比べてエネルギー消費量が少なくて消費されず、余ったエネルギーが脂肪となって体内に蓄えられることから起こります。

人間の脂肪組織は、純粋な脂肪約80パーセントと水分・その他の成分20パーセントで構成されています。脂肪1グラムのもつエネルギーは9kcalですから、脂肪1キログラムを燃焼させるためには9（kcal）×1000（g）×0・8＝7200（kcal）ということになり、約7000kcalのエネルギー赤字状態を作ればいいのです。そのためには、1日1000kcalの不足状態を作り出せば、週に1キログラム、月に4キログラムの減量が計算上はできます。ただし、減量に対する体の適応現象があり、計算どおりには進みません。

まず、食事に気をつけて、さらに運動を加えることで、ゆっくりしたダイエットを実践していきましょう。

食生活は習慣化されていますから、間違っている部分を自分で気がつくことから修正が始まります。口に入れたものをすべて記録していく「食事日記」なども、食生活を客観的に見直すためにはよい方法です。

カロリー計算をしなければなどと考えるより、だいたいの目安で食事制限をしたほうが長続きするようです。

そのうえで、次のページに記したような減

肥満を防ぐ食事のとり方

❶ 3食きちんと食べる
❷ 食前に汁物（スープ、牛乳など）をとる
❸ ゆっくりよく噛んで食べる
❹ 夜遅くや寝る前に食べない
❺ お菓子、ジュース、果物など間食は控える
❻ エネルギーの高い肉の脂身、揚げ物、マヨネーズなどを控える
❼ お酒を控える
❽ 野菜、キノコ類、海藻をたっぷりとる

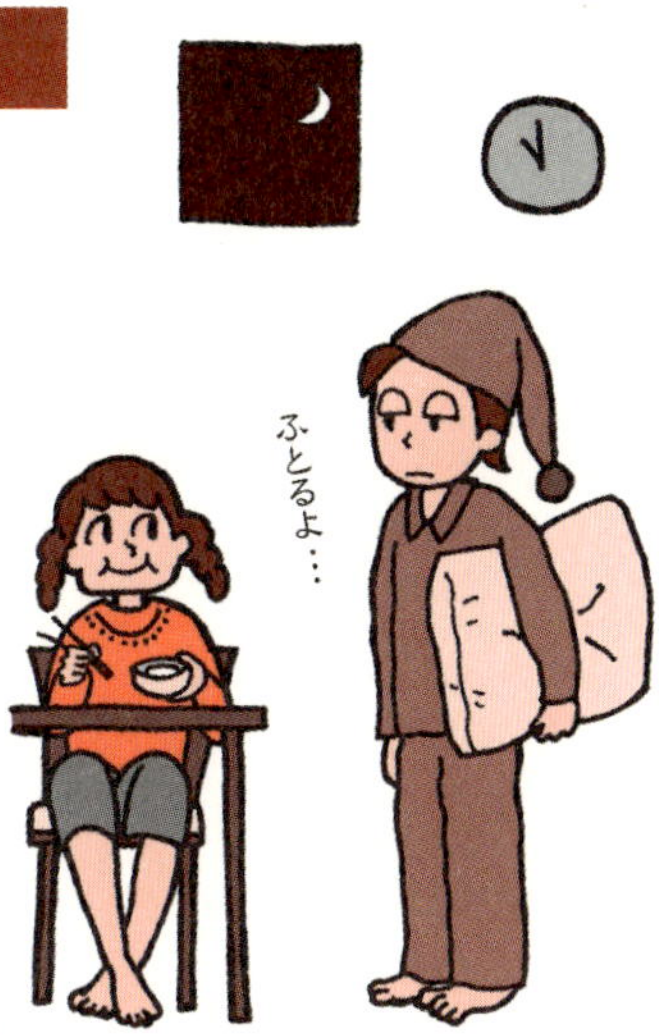

量時の食事上の注意点を守っていくことが肥満解消への近道です。

　また、摂取エネルギーだけでなく、**栄養の配分も大切なポイント**となります。脂質はもちろん、糖質も大切な栄養素ではありますが、余分に摂取すれば中性脂肪に変わり、蓄積されてしまいます。

　ただし、**筋肉を作るたんぱく質と、減量中に不足しがちなカルシウムは充分にとる**ようにします。たんぱく質は肉類などの動物性たんぱく質よりも、大豆製品などの植物性たんぱく質を多めにします。

　また、骨粗鬆症予防のためにも、カルシウムを多く含む小魚やスキムミルクなどを積極的にとります。野菜では水菜にはカルシウムが豊富に含まれていますから、おひたしや鍋物などでしっかりとれば、繊維質の補給もできて一石二鳥です。

　そして、急な減量ではなく、**6カ月間で体重の5％減を目標**にしましょう。

関節に必要な栄養素と食品

不足しがちなカルシウムを積極的にとる

関節は骨と骨をつなぐものです。ですから、骨を作るための栄養素、カルシウムはなくてはならない栄養素です。

カルシウムは血液中や筋肉、細胞膜のなかにも含まれていて、たんぱく質やグリコーゲンの代謝、細胞分裂、ホルモンの分泌、血液の凝固などを行なっています。また、神経や筋肉、心臓の鼓動を調整したりという、重要な役割も担っているのです。

骨や歯はまた、カルシウムの貯蔵庫でもあります。血液中のカルシウムが減少すると、歯や骨からカルシウムが分泌されて、足りない分を補おうとします。

貯蔵されたカルシウムが不足してしまうと、体内ではいろいろな問題が起こってきます。骨粗鬆症などもそのひとつです。

とくに女性は閉経後、ホルモンの分泌に変化があり、骨粗鬆症をはじめとする、骨の病気になりやすいので、注意する必要があります。

カルシウムを多く含む食品としては牛乳が代表的ではありますが、1日に必要なカルシウムの量は600ミリグラムですから、毎日3本は飲まなくてはなりません。

しかし、ほかにも小魚や海藻類、チーズなどをとることで、カルシウムを上手に摂取することができますから、いろいろな種類の食品を選ぶとよいでしょう。

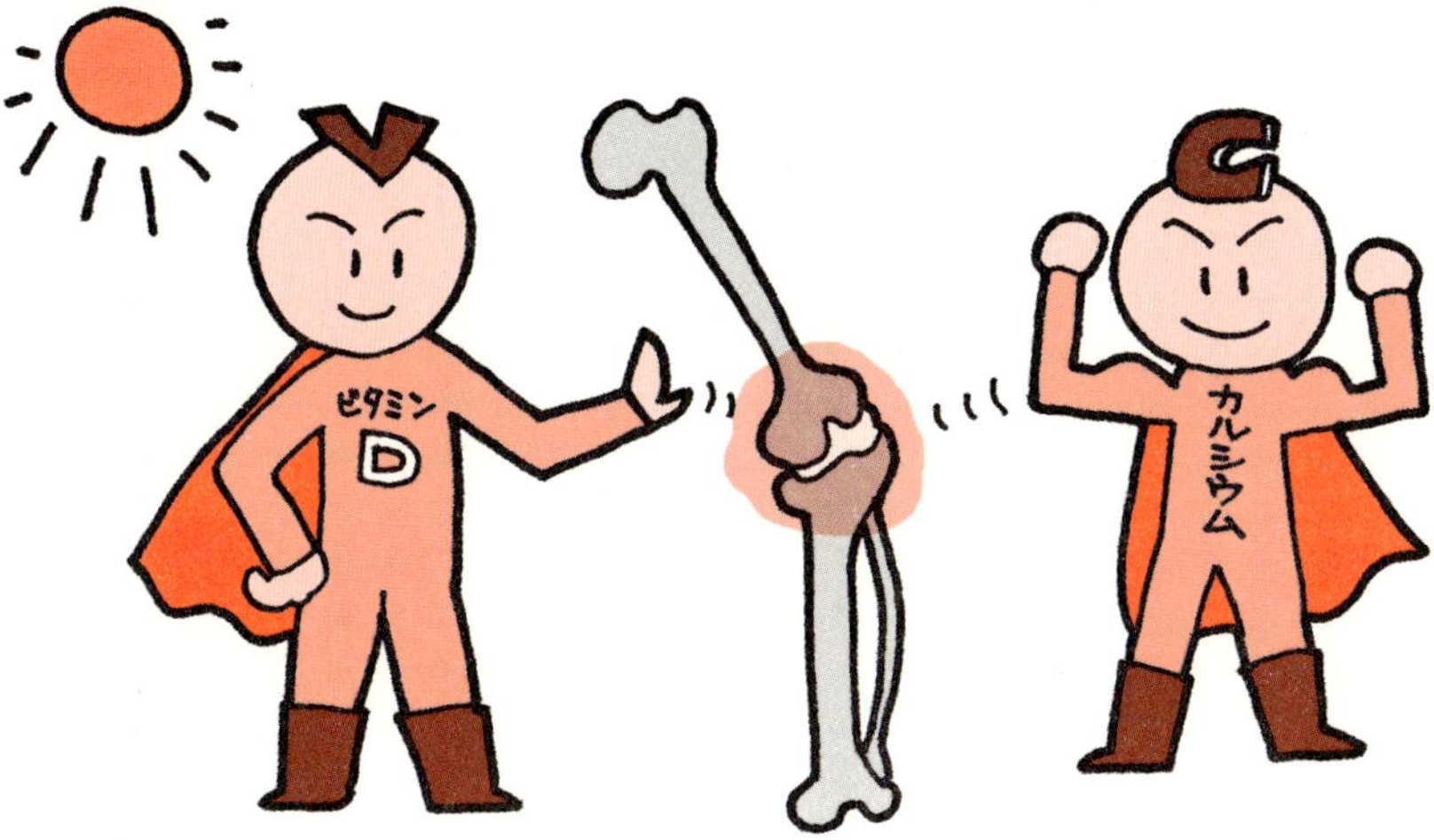

ビタミンDに魚類と日光浴

カルシウムのほかにビタミンDも大切な栄養素です。ビタミンDはカルシウムの吸収を促進し、歯や骨に沈着させます。

つまり、骨のためにはカルシウムとビタミンDは切っても切れない関係にあるといってもいいのです。

ビタミンDはサンマ、サバ、カツオといった魚類に多く含まれていますから、肉類よりも魚を中心にした食事のほうが効率よくとることができます。

また、ビタミンDは紫外線に当たることで、体内で合成され作り出されますから、戸外を散歩するなどして、適度な日光浴は行ないたいものです。

もちろんたんぱく質も必要ですが、特定の食材にとらわれることなく、バラエティに富んだ食生活のなかで、楽しみながら、栄養バランスのよい献立を考えるようにしましょう。

サプリメントの上手な使い方

今、注目のサプリメント どんな栄養素が使われている?

ここ数年、コンドロイチン、グルコサミンといったサプリメントが注目を集めるようになってきました。

コンドロイチンとはギリシャ語で「軟骨のもと」という意味の栄養素です。「コンドロイチン硫酸」はコラーゲンやヒアルロン酸と結合して「コンドロイチン硫酸たんぱく複合体」となって、その名のとおり、関節部分にある軟骨の一部を構成します。

そして、その性質を活かし、肘、膝、腰などの関節にかかる圧力を和らげる役割を果たしています。しかし、この大切な「コンドロイチン硫酸」は、加齢とともに体内から減少してしまいます。

コンドロイチン硫酸を含む食材は納豆、山いも、オクラ、なめこ、海藻、フカひれ、ツバメの巣、スッポンなどです。植物性、動物性を問わずネバネバしたものに少量含まれているのです。

グルコサミンは、軟骨、爪や皮膚等に存在しているものですが、食材としてはエビやカニの甲殻に含まれています。そのため、グルコサミンは、エビやカニの甲殻を原材料として、生産されています。

体に必要な栄養素は食べ物から摂取することが基本なのですが、不充分感があって、その結果、サプリメントとして摂取する人が増えてきているようです。

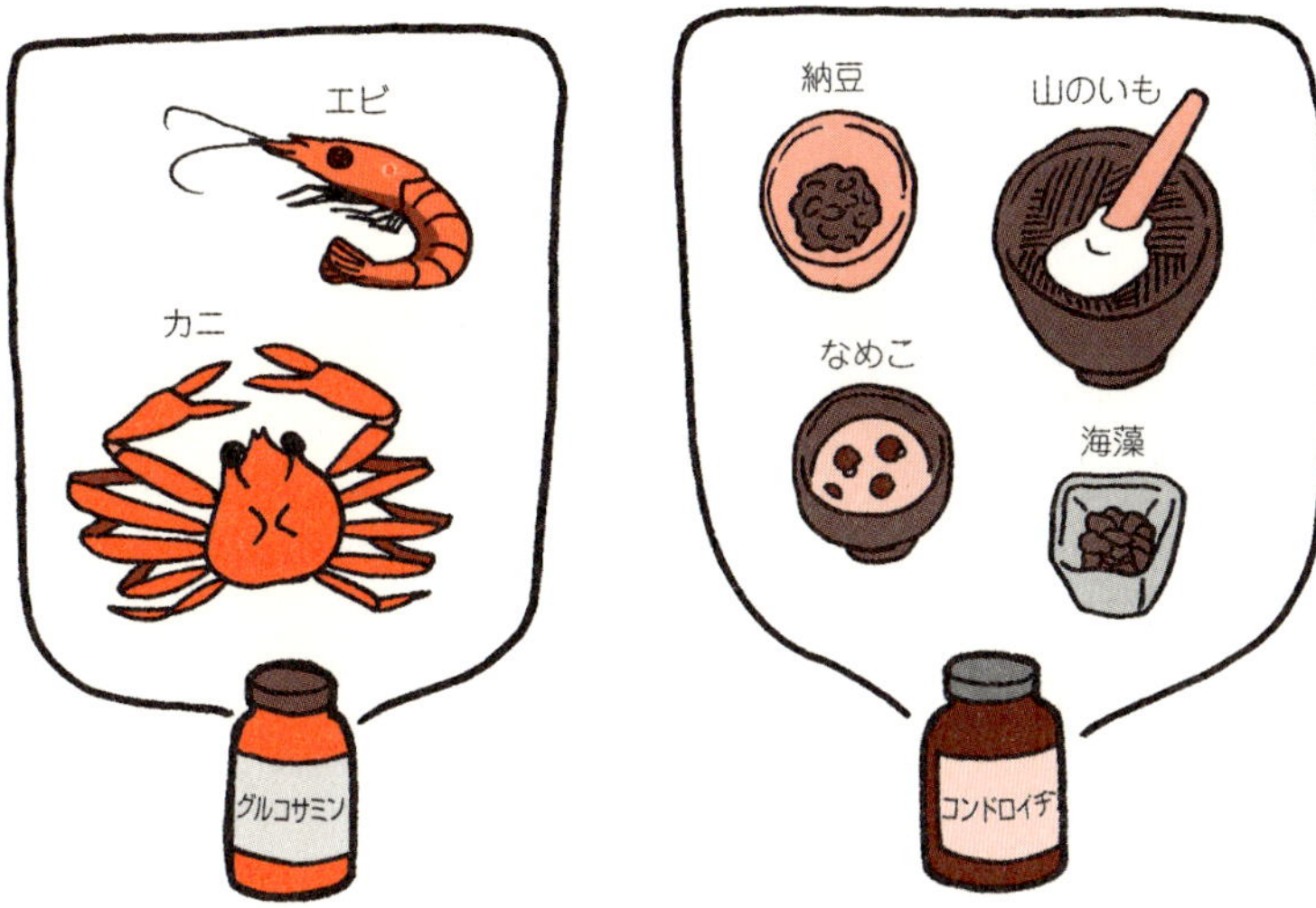

サプリメントでは「足りない」を補うことはむずかしい

コンドロイチン、グルコサミンをサプリメントで摂取しても、副作用はほとんどありません。

しかし、このような栄養素をサプリメントで摂取しても、痛みを抑える効果としては他の消炎鎮痛剤のような即効的な作用があるわけではありません。その効果についても、疑問が残ります。

必要な栄養素をとることは大切なことですが、病気のある膝に直接作用するかどうかはわかりません。また、毎日のようにサプリメントを補助的に摂取しようとしますと、決して安価なものともいえません。

膝も体の一部です。全身の調子を整え、より健康な状態でいるためには、サプリメントに頼るより、やはり、日々の食事に気を配ることのほうが大切です。食事内容に偏りがないかどうか、一度チェックしてみましょう。

【参考文献】

『変形性膝関節症の運動・生活ガイド』（杉岡洋一、武藤芳照、伊藤晴夫編／日本医事新報社）
『腰痛・下肢痛のための靴選びガイド』（田中尚喜著、伊藤晴夫編／日本医事新報社）
『図解スポーツ障害のメカニズムと予防のポイント』（武藤芳照編著／文光堂）
『運動器疾患ナーシング』（伊藤晴夫編集／学習研究社）
『今日の整形外科治療指針』
（二ノ宮節夫、冨士川恭輔、越智隆弘、国分正一、岩谷力編集／医学書院）
『私たちはこうして膝痛を治した』（安藤直人監修／二見書房）
『別冊ＮＨＫきょうの健康　ひざの痛み』（守屋秀繁総監修／日本放送出版協会）
『別冊ＮＨＫきょうの健康　これだけは知っておきたい肩・腰・ひざの痛み』
（伊藤達雄総監修／日本放送出版協会）
『ＮＨＫきょうの健康　２００７年９月号』（日本放送出版協会）
『ＮＨＫためしてガッテン「腰痛」「ひざ痛」「肩こり」解消の新ワザ』（アスコム）

諦《あきら》めないで！ 必《かなら》ずよくなります！

あなたの膝痛《ひざいた》はこれで治《なお》せる

著者　伊藤晴夫《いとうはるお》／柏口新二《かしわぐちしんじ》／三嶋真爾《みしましんじ》

発行所　株式会社 二見書房
東京都千代田区神田神保町 1-5-10
電話　03 (3219) 2311［営業］
03 (3219) 2315［編集］
振替　00170-4-2639

編集協力　オフィス TOMATO

印刷　株式会社堀内印刷所

製本　ナショナル製本協同組合

落丁・乱丁本はお取り替えいたします。定価は、カバーに表示してあります。

Printed in Japan.
ISBN978-4-576-08018-5
http://www.futami.co.jp/

間違いだらけの常識が痛みを長びかす！

あなたの腰痛はこれで治せる

東京厚生年金病院 整形外科部長／医学博士 伊藤晴夫 著

TV『発掘！あるある大事典』『ためしてガッテン』でも活躍中の整形外科の第一人者がガイドする、目からウロコの「腰痛バイブル」。この一冊でガンコな腰痛も恐くない。

この一冊で鼻がスッキリ！

鼻の病気はこれで治せる

東京厚生年金病院 耳鼻咽喉科部長 石井正則 著

テレビ・新聞・雑誌などでも活躍中のドクターがガイドする鼻づまりや花粉症の悩みがスーッと解消する本！ ひとめでお悩みの症状がわかるフローチャート付き。

病気別から原因不明の症状まで！

めまいはこうして治す！

東京厚生年金病院 耳鼻咽喉科部長 石井正則 著

さまざまな症状から、特性のチャート図でめまいの原因となっている病気を知り、最新の治療法を確認。検査や治療、日常生活の注意点やストレス解消法を紹介。 Q&Aコーナーで疑問・悩みを解決する！

740万の糖尿病患者に迫る危機！

糖尿病で失明しないために

東京女子医科大学眼科 主任教授／医学博士 堀 貞夫 編著

年間3000人もが糖尿病で視力を失う。自覚症状もなく忍び寄る失明の危機をどうやって防ぐか。糖尿病網膜症の第一人者がやさしく解説する。

早期発見・早期治療で失明の危機を回避！

緑内障で失明しないために

日本緑内障学会理事長／医学博士 北澤克明
「緑内障フレンド・ネットワーク」代表 柿澤映子 著

緑内障治療の第一人者が、検査から症状、治療法、手術法、点眼薬、内服薬の効果と副作用までを、図解と写真を多用して、わかりやすく解説。

輸血、予防注射、血液製剤などで感染が拡大

C型肝炎から命を守るために

日本大学医学部内科学講座 内科3部門教授／医学博士 荒川泰行 著

C型肝炎は放置すると肝硬変・肝ガンに進行。早期検査・早期治療で命を守るインターフェロン療法の詳細から最新治療までを紹介。

二見書房の既刊本

いつでもキレイで、かっこよく

見た目が大事！アンチエイジングでメタボリックを撃退!!

恵比寿アンチエイジングクリニック院長 青木晃
皮膚科医／内科医 友利新 著

セルライトをとりたい！　もっとスリムになりたい！　シワやシミが気になる！——こうした個々の問題を解決していくことで、メタボリックシンドロームの危険から簡単に抜け出すことができます。

諦めてはいけません！必ず改善します！

アトピーは中医学と薬膳で治す

中国政府認定国際中医師／川越市薬剤師会理事 植松光子 著

アトピー性皮膚炎は、赤ちゃんから大人にまで広がり、ますます難治化の一途をたどっています。タイプ別に対処し、美しい肌を取り戻す「2ステップきれい術」！　おいしい薬膳レシピつき。

西洋医学プラス東洋医学で病気に打ち克つ！

この病気にはこの気功が効く

帯津三敬病院名誉院長／医学博士 帯津良一 著

がんから胃潰瘍、肝炎、高血圧、喘息、糖尿病、リウマチまで、現代医学の権威が自ら臨床に応用して驚くべき効果を実証！　連続写真でわかる、今までになかった画期的・総合的な医療気功の実践本！

二　見　書　房　の　既　刊　本

医者も驚く効能別名湯120選

病気に効く療養温泉ガイド

「温泉療養友の会」代表／温泉療法研究家　野口冬人 編著

温泉を愛して長年の取材の経験を持つ著者が温泉療養地の情報を詳しく紹介。現代医学に基づいた療養法を積極的に活用し、現代人のストレス解消、慢性病の早期予防、健康づくり、美容づくりに役立ててください。

最後の望みを賭けた感動の証言集

私たちは玉川温泉で難病を治した

医事ジャーナリスト　田中孝一 著

日本一の強酸性泉を擁し様々な病に効果を示す秋田県の秘湯、玉川温泉でガン、糖尿病、リュウマチ、脳梗塞後遺症などを克服し「生きる勇気」を得た体験者が効能と具体的な利用法を紹介した体験談集。

天然ラジウム線岩盤浴の驚異の効果！

私たちは「やわらぎの湯」でがん・難病を治した

医事ジャーナリスト　田中孝一 著

福島県にある日本最大の天然ラジウム線岩盤浴場「やわらぎの湯」。がん、アトピーからリウマチ、脳梗塞後遺症、胃潰瘍ほか、奇跡的に一命をとりとめ「希望」を得た30人の体験談集。